上田 敏
鶴見和子

患者学のすすめ〈新版〉

〝人間らしく生きる権利〟を回復する
新しいリハビリテーション

藤原書店

新版への序

本書のなりたち

本書は今から十五年近く前に、社会学者・歌人の鶴見和子さんと、リハビリテーション医学を専門とする医師の上田とが、京都府宇治の「京都ゆうゆうの里」で、二日間、時間をたっぷりとって語り明かした記録である。鶴見さんの「内発的発展論」と上田の「目標指向的リハビリテーション」という、二人がそれぞれの生涯をかけて到達した理論をぶつけあって、それらが共鳴しあうところと喰い違うところを探ってみようという試みであった。

一方は国家・地域の発展の話であり、他方は障害をもった個人の立ち直りの支援であるから、まるで次元の違う話であるが、意外に共鳴しあうところがたくさんあり、喰い違うところもそれなりに示唆深いところが多く、「なごやかな真剣勝負」という撞着語法（oxymoron）が一番ぴったりくるような感じで、アッという間の二日間であった。

そのような内容の本を、どうして「患者学のすすめ」と題したのかについては、本書の七二ページ以下と二三二ページ以下を見ていただきたいが、私が医師として「模範的な患者さん」「理想的な患者さん」だと思う鶴見さんとの話し合いは、必ずや多くの患者さんにも（リハビリテーションだけでなく、どんな病気の場合にも）お役に立つはずだと信じてのことであった。それがまんざら見当違いでもなかったらしく、アマゾンの読者評価欄で、Prime-lawという、匿名だが医療問題に取り組んでいる弁護士らしい方から、「これは本物だ！」というお褒めをいただいたのは大変嬉しいことであった。

「リハビリテーション」ということばの意味

本書の中で、あちこちに「リハビリテーションは全人間的復権」ということが出てくるが、十分な説明ができなかったので、ここでまとめて述べてみたい。

「リハビリテーション」とは語源的にはラテン語起源で、「リ」（再び）――「ハビリス」（人間にふさわしい、適した）――「エーション」（状態にすること）、すなわち「再び人間にふさわしい状態にすること」である。

歴史的な使われ方をみると、中世のヨーロッパでは（当時はラテン語で）、王侯貴族の「復位」（一旦失った（追われた）地位を取り戻すこと）、また宗教的な「破門の取り消し」、さらに「無実の罪の取り消し（名誉回復）」などの意味に使われた。

フランスの歴史では「ジャンヌ・ダルクのリハビリテーション」が有名である。これはイギリス軍につかまったジャンヌが宗教裁判で「異端」であるとされ、破門のうえ火あぶりの刑に処せられたのを、二五年後の再審裁判で「異端」という無実の罪と「破門」との両方が取り消されたことをいい、この「やり直し宗教裁判」のことを「リハビリテーション裁判（復権裁判）」と呼ぶのである。

時代が下ると、これらの意味に新しい使われ方が加わってくる。それは「権利の回復」（復権）、「犯罪者の社会復帰」（悪の道からの「更生」）、「（一旦失脚した）政治家の政界復帰」など多様であり、さらに人間以外の「（災害からの）復興」「（都市の）再開発」などという使われ方さえある。

医学で病気や障害との関連において使われたのは、一九一七年、第一次世界大戦時のアメリカで陸軍軍医総監部に「身体再建およびリハビリテーション部門」が設けられたのが最初で、まだ百年に満たないことである。しかもここで「身体再建」というのが今でいう「機能回復訓練」であって、「リハビリテーション」とは「社会復帰・職業復帰」の意味であった。

以上から私は、病気や障害のある場合の「リハビリテーション」とは、「病気や障害のために『人間らしく生きる』ことが困難になった人の、『人間らしく生きる権利の回復』、つまり『全人間的復権』である」という考えに到達した。それを発表したのが一九七〇年、今から四五年前のことである（『目で見るリハビリテーション医学』初版、武田薬品発行版）。

患者は中心プレイヤー

ここで付け加えたいのは、一九八〇年代に欧米の「リハビリテーション患者」の呼称が大きく変化したことである。それは「リハビリティー」(rehabilitee) から「リハビリタント」(rehabilitant) への変化であり、言い換えれば、「権利を回復してもらう人」（受身）から「権利を自ら回復する人」（主導的）への百八十度の転換であった。

つまり障害当事者は今や、リハビリテーション（全人間的復権）の「中心プレイヤー」（専門家・家族・一般社会の支援を受けつつ、自己の「復権」を実現する存在）となったのである。

鶴見さんを悼む

「患者は中心プレイヤー」ということが最もよくあてはまるのは鶴見和子さんであった。しかしその鶴見さんはこの対談の約五年後、二〇〇六年七月三十一日、宇治の「京都ゆうゆうの里」で、大腸癌のために八十八歳の生涯を閉じられた。辞世の歌は七月二十四日の

そよそよと宇治高原の
　梅雨晴れの風に吹かれて
　　最後の日々を妹と過ごす

であったとのことである。

鶴見さんは七十七歳で左片麻痺となられてからの十年余の間に、本書を含む計三十点の著書を出版された。新聞・雑誌の記事やインタビューは数知れない。たぐいまれな、生産的な第二の人生を駆け抜けたのである。

この新版をはるかに鶴見さんの霊前にささげる。

二〇一五年十二月

上田　敏

本書は、二〇〇三年七月刊行の『鶴見和子 対話まんだら 患者学のすすめ』の新版である。新たに「序」を付した他、本文下の註について、用語や制度等、また人物の肩書や没年等についての変更点を補った。

患者学のすすめ〈新版〉

――〃人間らしく生きる権利〃を回復する新しいリハビリテーション

目次

収　録＝二〇〇一年十月六日—七日
於　＝京都ゆうゆうの里（宇治市）
本文扉写真提供＝市毛實
司　会＝藤原良雄（編集長）

患者学のすすめ〈新版〉

〝人間らしく生きる権利〟を回復する新しいリハビリテーション

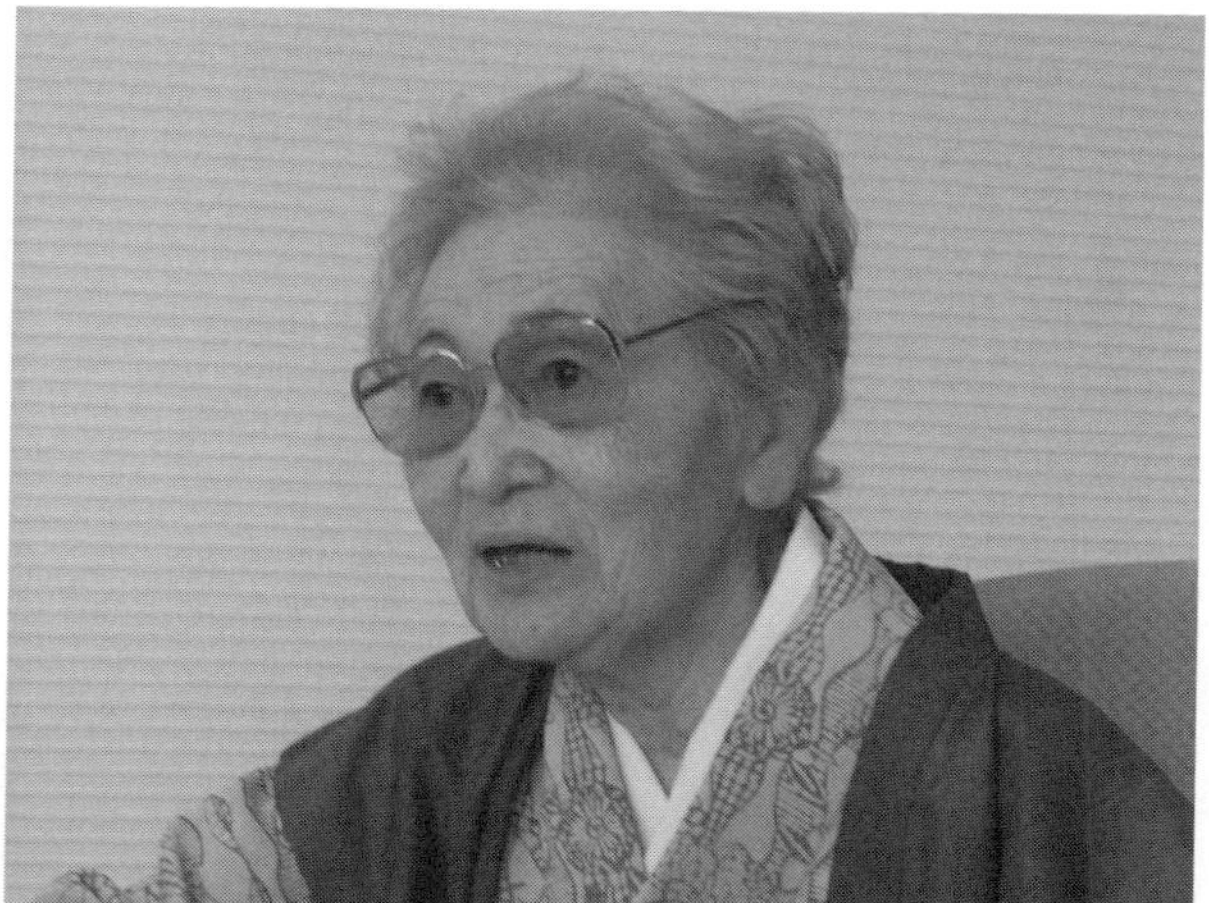

鶴見和子

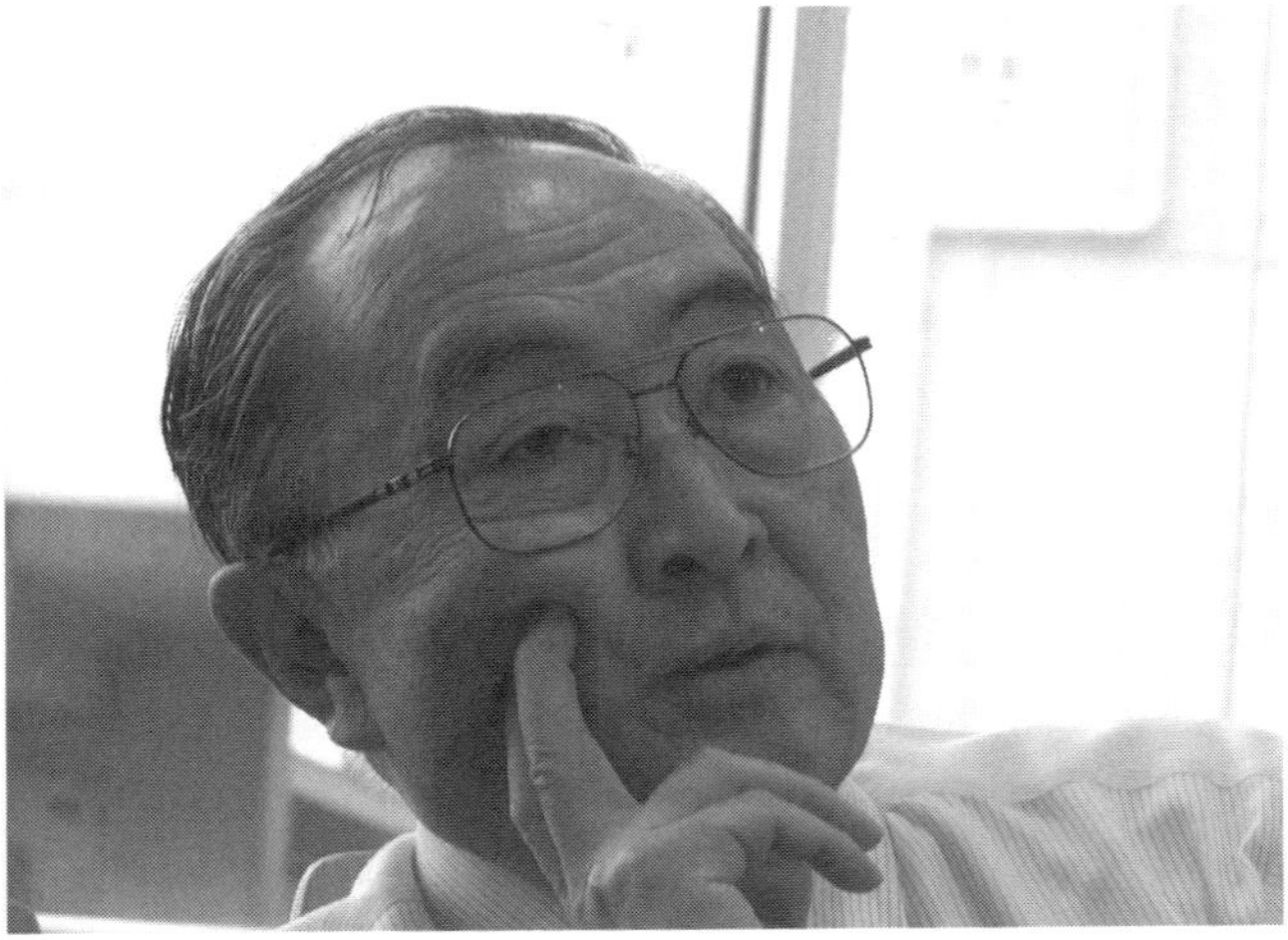

上田　敏

◆「あなたはもう歩けません」――脳出血で左片麻痺の診断を受けた社会学者、鶴見和子。損なわれた機能の代替と回復をひたすらの訓練によってめざすだけの従来のリハビリテーションでは、これからの人生の可能性の扉をすべて閉ざされたかに思えた時、リハビリ界の第一人者、上田敏の「目標指向的リハビリテーション」に出会い、確かな「一歩」を踏み出すと同時に、新しい可能性が次々と開けてきた！

◆患者一人一人がもっとも幸せになる人生の目標を医師と患者がともに設定しともにめざす、新しいリハビリテーションに取り組み、「人間らしく生きる権利」の回復というリハビリテーションの原点から障害に向き合ってきた上田敏の「目標指向的リハビリテーション」と内発的発展論が見事に呼応、自らが自らを切り開く新しい思想を創出する。それはまさに「自立した患者」のあり方を示すものである。

◆内発的発展論と新しいリハビリテーションの思想における「援助者」の意味を、キー・パースン論と開発独裁などを話題にしつつ議論、またリハビリテーションの地域性と内発的発展論、協業と分業、……等々、それぞれが取り組んできた理論の内実に深く切り込んで対話は展開する。

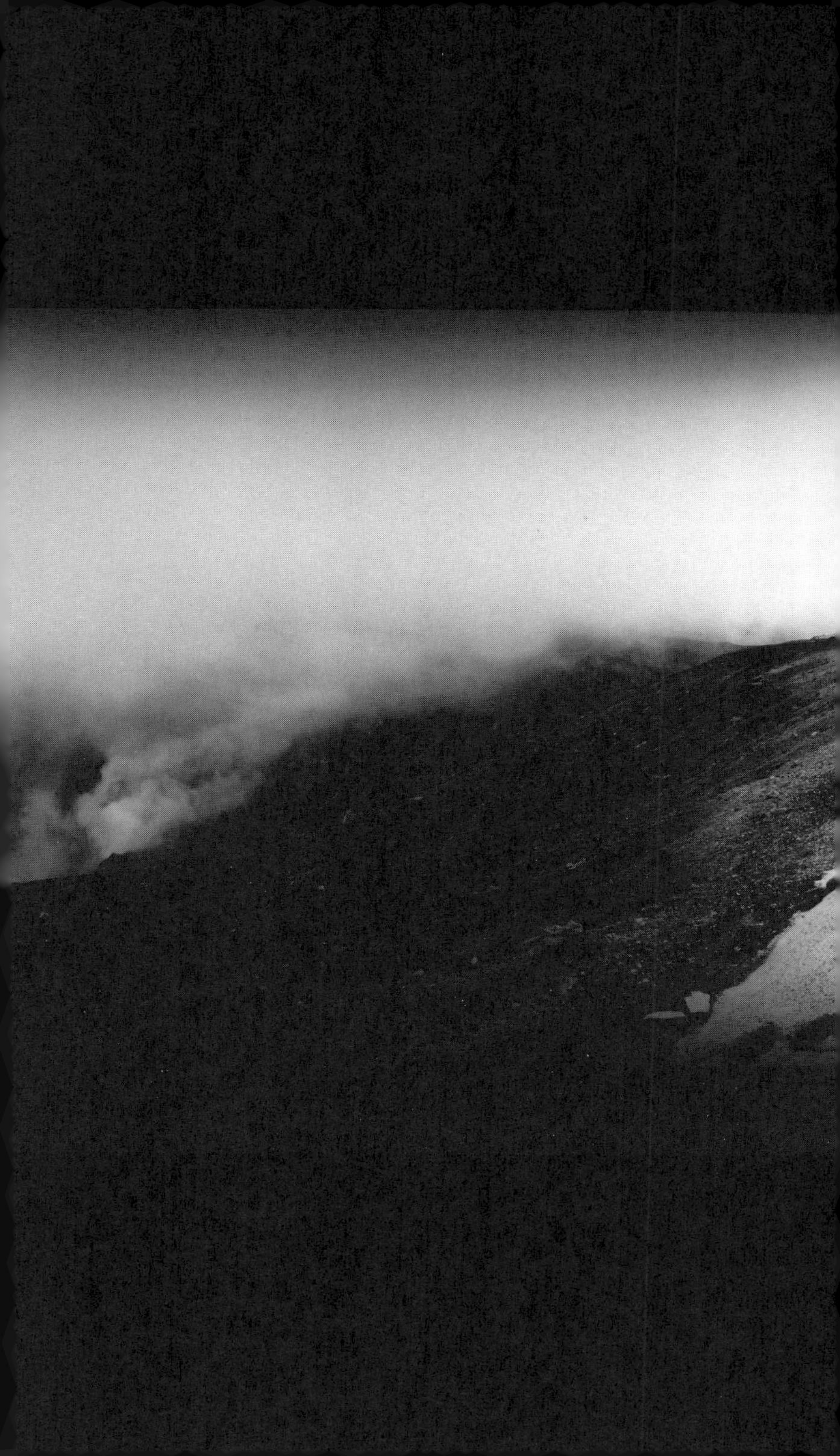

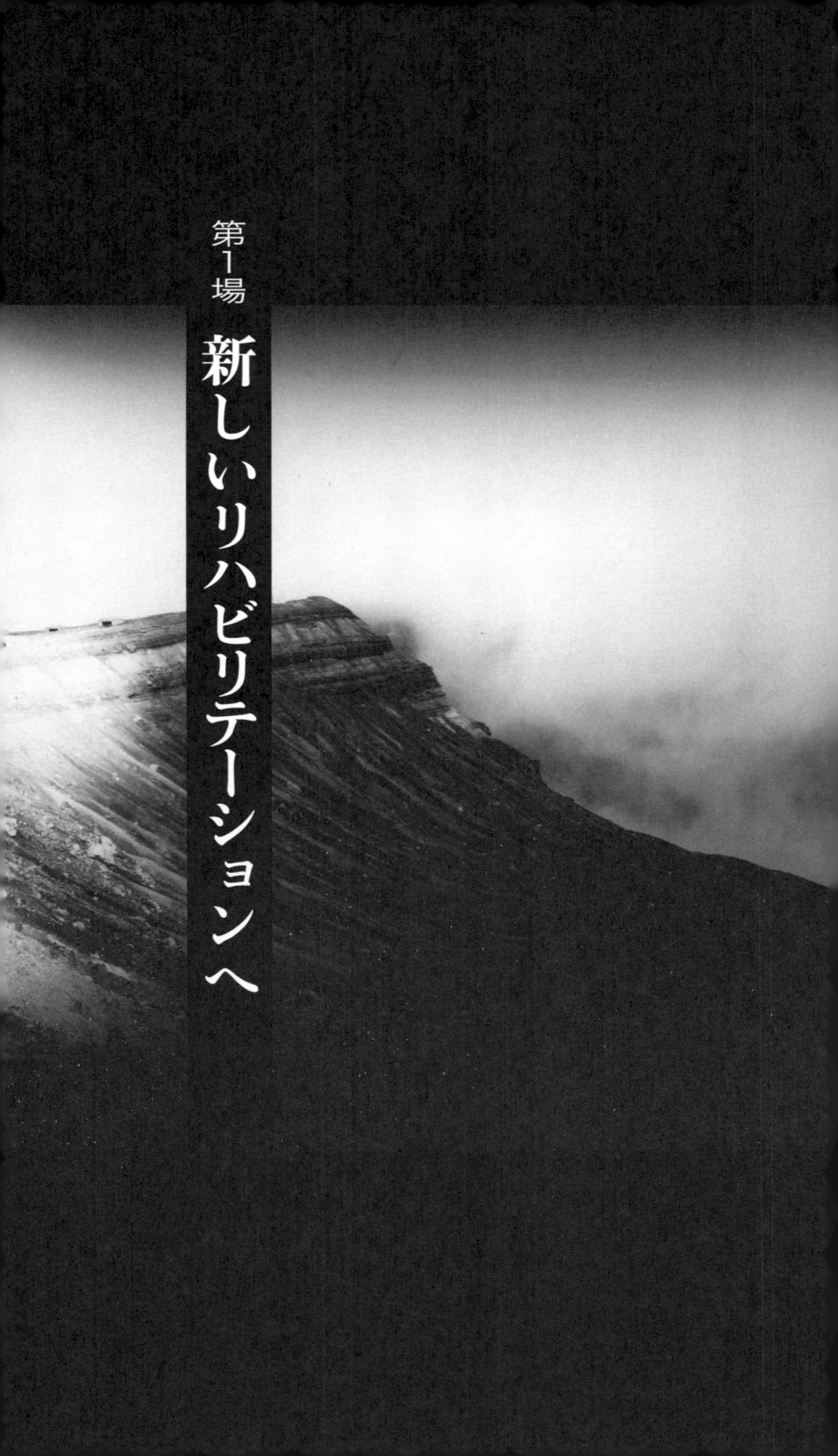

第1場

新しいリハビリテーションへ

鶴見さんのリハビリテーションを通して考えたこと——上田 敏

鶴見和子さんとは不思議なご縁である。私がリハビリテーション医学（という当時は海のものとも山のものとも知れないもの）に、のめり込むような興味をもって一九六〇年に浴風会病院で外国の本だけをたよりに手探りで始めた時よりは後、しかし一九六四年にニューヨーク大学に留学するよりは前のことであるから、今から三十五、六年前ということになる。その時お父様の鶴見祐輔先生が脳梗塞で右片麻痺と失語症になられて、当時私が所属していた東大病院沖中内科（現第三内科）に入院され、やがて退院されてご自宅でのリハビリテーションの指導ということで関町のお宅に何回か伺い、そこで鶴見和子さんにも、俊輔さんにもお会いしたのである。当時お二人とも既に有名人で、新聞や雑誌で書かれたものを拝見していたので、単に医師対患者さんの家族というだけの関係でなく、種々のお話を興味深くうかがうことができた。

お父様のリハビリテーションの成績は、私の未熟さもあり、当時の日本でのリハビリテーション全般の未成熟もあって、残念なことに思ったほどの成果が上げられずに終わったが、このような残念さがその後の私の、よりよいリハビリテーションの探求への原動力になったことも確かである。

その後三十数年、その間、私は東京大学病院にリハビリテーション部をつくり育てることを中心に「日本のリハビリテーション」というものを建設するための学問上の努力に、また一般に誤解されている「リハビリ」というものの本当の意味や根底に横たわる思想を知ってもらうための啓発活動にと忙しい日々を過ごしてきた。そうして東大を定年退官して帝京大学に移ってからしばらくたった昨年末近く、思いがけなく鶴見和子さんから歌集『回生』が届いたのである。

『回生』を拝見すると、急にやまいに倒れ障害をもつ身になる、そしてやがてそこから立ち直るという、これまで私が多くの患者さんで外側から見てきたプロセスが、正に内側から、しかも短歌というジャンルの特性を生かしてリアルタイムに記録され「歌われ」ているではないか。リハビリテーションの基礎理論の一つの要である「障害論」で、私は古くから生活上の不自由や社会的な不利などの客観的な障害だけでなく、それらが患者の（そしてまた家族や友人の）心の中に惹き起す喪失感をも障害（主観的障害、「体験としての障害」）としてとらえ、我々リハビリテーション従事者はそこからの脱却をも助けるべきだと主張してきたが、正にそれを裏付ける貴重な資料だと思われた。

それだけではない。リハビリテーションは障害（というマイナス）を減らすことばかりを目指すのではなく、むしろ残された、また隠れてはいるが開発可能な機能や能力（というプラス）を引き出し増大させることに力点をおく「プラスの医学」である。そのためには「機能回復訓練」（ふつうこれだけが「リハビリ」だと誤解されているが）ではなく、障害による実生活上の様々な困難にうまく折り合いをつけて困難を困難でなくしていく技能（コーピング・スキルズ）の学習が大事である。そしてそれには同時に心の中にある障害とうまく折り合いをつけてそれに負けないようにしていく心の（あるいは魂の）技能（心理的コーピング・スキルズ）の獲得が必ず伴っていなければならない。

私たちは「機能回復訓練」にとどまりがちな、本来の精神を失って形骸化した旧来のリハビリテーションから脱却して、「人間らしく生きる権利の回復（全人間的復権）」という、リハビリテーションの初心に戻って再出発する必要を痛感し、それを「目標指向的リハビリテーション・プログラム」と名付けて、その一層の深化と普及に努めているが、その重要なポイントの一つがこのコーピング・スキルズである。

『回生』を通してみる鶴見さんは、残念ながら私たちの目からみて理想的とはいいがたい、「古い」リハビリテーションを受け、実生活上のコーピング・スキルズの開発はいま一つという状況にありながら、心のもち方としての心理的コーピング・スキルズは十分に発揮しておられることに私はおどろいた。しかも短歌がそのための有力な手段になっていることにも感銘を受けた。誰にでもできることでないことは確かだが、少なくとも鶴見さんの場合には「短歌療法」ともいうべき、作歌過程での自己洞察が、心理的コーピング・スキルズの獲得に大きく役立っているのである。

その後機会を得て、私たちのプログラムでのリハビリテーションを鶴見さんに受けていただき、歩行をはじめ実生活上のコーピング・スキルズをかなり高めるという成果を挙げることができたが、その場合も鶴見さんは、自己決定権を行使し、必ず納得してから訓練を行うという、私たちの考える「インフォームド・コオペレーション」の理念からみて模範生といってもいい患者さんであった。このような主体性をもった患者さんが自分自身をリハビリテートする（人間らしく生きる権利を回復する）のを助けるというのが、私たちの理想なのである。

（『鶴見和子曼荼羅Ⅷ　歌の巻』月報）

新しいリハビリテーションとの出会い

―― それではこれからはじめさせていただきます。鶴見和子先生が内発的発展論という独自の社会変動論を出されましたが、専門の違ういろんな方々と対談するなかで、その内発的発展論をより深めていきたいというご希望で、この対話の企画がはじまりました。

今回は、上田敏先生です。「目標指向的リハビリテーション」という独自の理論を構築されて、いま現在、リハビリ界の第一人者として活躍しておられる方です。上田先生の「目標指向的リハビリテーション」と、鶴見先生の内発的発展論とがどういうふうに絡んでいくのかという点について、存分に語り合っていただきたいと思います。

鶴見 私は倒れるまで、リハビリテーションというものをまったく知らなかったんです。倒れてから知ったんです。上田先生のご指導を受ける前に考えていたリハビリテーションとはどういうものかというと、最初に出会った神経内科の先生から得た考えです。非常に旧式なリハビリテーションを私は受けたんです。それを「訓練」と私はあえて言います。上田先生から受けたご指導は「お稽古」といって、ちょっと区別してるんです。旧式のリハビリテーションを、上田先生の目標指向的リハビリテーションと区別して、なんと呼んでいいかと考えた末、私は軍隊方式と呼んでおります。

先生のご指導を受ける前に考えていたリハビリテーションというのは、まず神経内科の先生からＭＲＩ◆の写真を見せられて、そして私の状況について説明を受けたんです。その時にこういうふうに言われたんです。私は運動神経を束ねる深部の中枢が壊れたと。そこには非常に多くの運動神経が集まっている。それが壊れて、それは修復不可能である。だからその回りにある、より数の少ない神経、それによって機能代替をする。それがリハビリテーションなんです、とそういう説明を受けたんです。そして機能代替という言葉は、私がそれに代わって働くようにすることだとおっしゃったので、なるほど機能代替ですねと考えたんです。

というのは、私がアメリカで学んだ社会学では、ちょうどそのころは構造＝機能主義◆というものが全盛の時代だったんです。ですから、こういう構造があって、それが働くのが機能である。構造というのはその仕組みである。しかしその同じ仕組でなくても、その仕組がなくても、その機能を違う仕組によって代替する、取って替わることができるものである。そういうことを学んでいたので、それは機能代替することだというふうに考えた。リハビリテーションという考えを、まず私はそのように解釈したんです。

それからその次に、リハビリテーション専門の病院にまいりまして、旧式なリハビリテー

◆ＭＲＩ（magnetic resonance imaging）　磁気共鳴画像。生体を均一な静磁場内に置き、一定の周波数の電磁波エネルギーを与えると共鳴現象を起こす。その時に放出されるエネルギーを信号として取り出し、コンピュータを用いて断層像を構成する方法。Ｘ線ＣＴに比し放射線被曝がなく、任意の方向の断面像が容易に得られ、軟部組織のコントラスト分解能に優れているなどの利点がある。

◆構造＝機能主義（structural-functionalism）　特にパーソンズとマートンによって確立された社会構造についての理論図式。一つの「構造」の形成と変動を説明するものは、その構造のパフォーマンスとしての「機能」であるとして、構造と機能とを結びつける理論。

ションを受けました。それを私は「軍隊方式」と呼んでおります。それによって、あえて「訓練」と呼んでおります。なにしろ機能を回復することはできないけれども、代替することに一生懸命になる、そういうふうにリハビリテーションというものを考えているうちに、私がいろんな質問をするものですから、作業療法士の若い女の先生が――その方は京都大学のリハビリテーション専門の短大を出たばかりの方でしたけれど――、そういうことに興味をもっているのならこの本を読んでごらんなさいとおっしゃって、貸してくださったのが、上田先生の『リハビリテーションの思想◆』、前にお書きになった本（第一版、一九八七年）だったんです。

そこでリハビリテーションというのは「全人間的復権◆」であるとおっしゃっていらっしゃるので、そういうことなのかと思った。そのころはまだ先生は「目標指向的リハビリテーション」という言葉をお使いになっていなくて、「全人間的復権」とおっしゃっていたように思うんです。そして「リハビリテーション」という言葉を訳せば「復権」である、そういうことをお書きになっていらして、「全人間的復権」とはどういうことだろうと考えたけれども、それでもまだ「機能代替」という頭がありました。機能を代替する、回復はできないから違うものによって取って替わらせる、そういう訓練だと心得ておりました。

◆『リハビリテーションの思想』医学書院、一九八七年（第二版二〇〇一年、同増補版二〇〇四年）。

◆リハビリテーション（rehabilitation）＝re（再び）habilit（←habilis 適した、ふさわしい）ation（すること）＝人間として望ましくない、人間にふさわしくない状態へと突き落とされた場合、それを再び望ましい状態へと立ち戻らせること。「人間らしく生きる権利の回復(全人間的復権)」。（『リハビリテーションの思想』）

●目標指向的リハビリテーションとは

目標指向的アプローチ（goal-oriented approach）とは、リハビリテーションの究極の目的は個々の患者・障害者における最大限のＱＯＬ（Quality of Life 人生の質）の実現であるとの基本的な理念、またそのような最高のＱＯＬは以前の生活への復帰によってよりもむしろ「新しい人生の創造」によってよりよく実現できるという考え方に立って、「どのような新しい人生を創るのか」という目標を明確にして、それに向けてリハビリテーションを進めていこうという考え方である。新しい人生の可能性は考えれば考えるほど多数のものがあるから、そのうちの何を選んで目標とするのかが大事になるのである。（中略）

目標とは新しく創っていく人生の具体像であり、人生とは毎日の生活（を支えているさまざまな「活動」）から成り立っているのであるから、極めて具体的な生活のあり方、朝から寝るまでの一日に行う具体的な生活動作、そのときの場所、姿勢、手順、用いる道具・補助具などまでをはっきりと詳しく示すべきものである。さらにそれは、それらの「活動」を支えるために引き出し定着させるべき複合動作（心身機能レベル）までも含む。これらを実践の中で一つ一つ確認しつつ、その成果を整理し理論化したのが、「目標指向的アプローチ」である。これこそが臨床医学としてのリハビリテーション医療の科学性を（生活機能と障害の構造的把握に立って）保証する臨床的方法論であると言ってよい。

（上田敏）

（『科学としてのリハビリテーション医学』七八～七九頁）

＊詳しくは同書七八～八八頁参照

私はそういう程度の理解しかなかったんです。それから先生とお出会いして、その「目標指向的リハビリテーション」ということはどういうことかということが、具体的にわかるようになりました。

古いリハビリは「基底還元論」

鶴見 さてそこで、先生は古いリハビリテーションをなんとお呼びになりますか。

上田 (笑) そこはとてもむずかしいところですね。

鶴見 先生のこのご本『科学としてのリハビリテーション医学』◆を読むと、「古い一般的な」とか、「古いリハビリテーション」とおっしゃっているけれど、私は「軍隊方式」とあえて呼びたいんです。なぜかというと、だれにでも同じことをするということ、それから段階的発展説ですね。こういう段階、こういう段階を追って、だれにでも同じようにやるんです。つまり、こっちがなにをしたいというのではなくて、上から押しつける、上からこういうものですよと決めてしまうという、そういう意味で、「鍛錬する」というふうに考えて、軍隊方式と呼んでおります。

上田 古い、あるいは誤ったリハビリテーションをなんと呼ぶかというと、この本

◆『科学としてのリハビリテーション医学』医学書院、二〇〇一年。

（『科学としてのリハビリテーション医学』）では多少使ったかと思いますけれども（あまり一般的なことばではないんですが）、いちばん正確な定義としては「基底還元論的リハビリテーション・プログラム」と言いたいんです。その基底還元論というのはどういうことかといえば……。

鶴見　リダクショニズム◆。

上田　そう、リダクショニズム。鶴見さんには釈迦に説法だけれども、リハビリテーションにおける基底還元論というのはどういうことかと言いますと、ＷＨＯの国際障害分

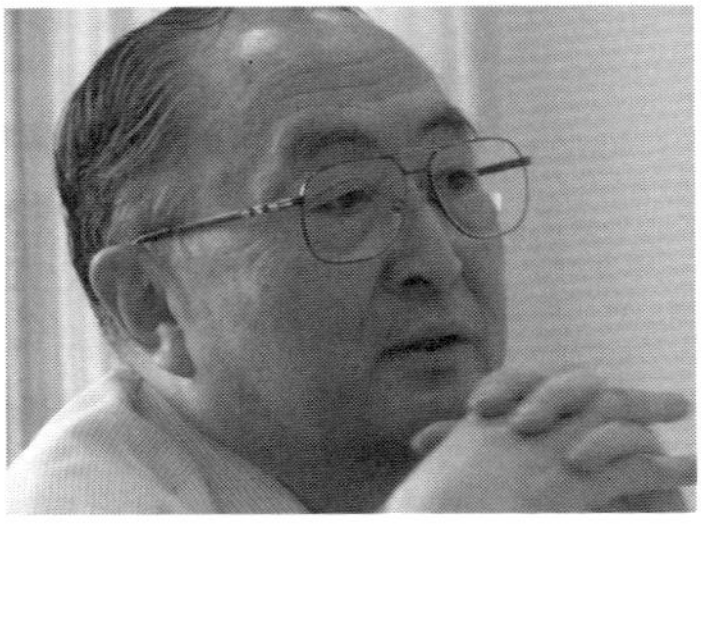

◆リダクショニズム（reductionism）還元主義。科学のある分野での研究対象である事象の単位よりも下位段階の基本単位の事象の機構に言及することによって、もとの分野での現象を説明したり、理論を構成すること、またそのようにしてできた仮説や理論のこと。

類◆のことはこの本にも紹介していますけれども、もう二十年以上前に国際的にも認められた障害の構造というものがあって、障害というものは三つの階層◆をなしているとしていました。これが十年の改定過程をへて（日本の私たちもそれに参加しました）、今年（二〇〇一年）に大改定され「国際生活機能分類◆」となりました。しかし「生活機能◆」（人が生きることのプラスの面）が三つの階層をなすという基本的な点は同じです。一番下の階層が心身機能の階層であり、そこでの障害が機能障害です。そこだけが障害であり、リハビリテーションの対象はそれだけであると考えるのが基底還元論です。そういったら悪いけれども、神経内科の先生がＭＲＩの結果を見て説明なさったのは、まさに基底還元論です。

鶴見　そうだと思います。

上田　ここに神経の束がまとまって通っている。そこをやられたから、そこは回復しない。しかしそれと似た働きをもっているのが、わずかながら脇の方に、侵されないところにもあるから、そこをうんと活用するようにするということで少しは回復しますと、そういうことでしょう。

鶴見　そう、そういうふうなこと。

上田　それ自体はなんらまちがいではない。それは機能回復ということに関しては正

◆国際障害分類　一九八〇年にＷＨＯから出された障害の概念およびそれに基づく分類。

◆障害の三つの階層　一九八〇年の「国際障害分類」では、障害の①機能・形態障害（生物レベル）、②能力障害（個人レベル）、③社会的不利（社会レベル）、の三階層を明確にした。

◆国際生活機能分類（ＩＣＦ）　二〇〇一年に出されたＷＨＯ国際障害分類改定版。①障害というマイナス面だけでなく、生活機能というプラス面を重視する、②活動に「実行状況」（している活動）だけでなく「能力」（できる活動）の二面があるとする、③環境因子、個人因子の影響を重視する、等の考え方の画期的転換を含んでいる。

◆生活機能　「障害」が病気その他の健康上の問題から生じた「生命・生活・人生上の困難」の全体を示すマイナスの包括概念であるのに対し、「生活機能」はそれを包み込んだプラ

確です。ところがそれがリハビリテーションだといってしまうと、それは基底還元論になってしまう。リハビリテーションというのは、その上の層、さらにもう一つ上の層、すべてを対象とするものです。そうすると心身機能よりも一段高いレベルには活動（activity）という階層があり、そこが障害されたのが活動制限（旧分類◆では能力障害）というものがあります。活動制限（旧分類では能力障害）というのはどういうことかというと、歩けないとか、字が書けないとか、食事ができないとか、いろいろな活動のレベルでの障害です。これはなにも日常生活上の活動だけではなくて、職業活動もあれば、あるいは遊ぶことだって活動です。短歌を作ることも本や論文を書くことも活動だし、講演することも活動です。そういうさまざまな人間の生活を成り立たせている、非常に無限に近いいろんな活動があります。一人の個人のもっている活動能力は有限だけれども、全体を見渡せば無限の活動能力があります。これが一段上のレベルです。しかし大事なのはある機能障害があれば、必ずある活動制限が起こるというものではないということです。

わかりやすく言えば、脳梗塞などの場合に手足の麻痺《まひ》を治すことが先決で、それが治らない限り歩くこともふつう両手でおこなうような動作もできないという考え方が基底還元論です。ところが本来のリハビリテーションは、仮に手足の麻痺がよくならなくても、歩

スの包括概念、すなわち「生命・生活・人生を統合したもの」、あるいは「人が生きることの生物的・個人的・社会的あり方のすべて」を示すもの。

◆旧分類から新分類への用語の変化
①機能・形態障害→心身機能・構造
②能力障害→活動
③社会的不利→参加
このようにプラスの名称に変わったことに大きな意味があるが、生活機能も障害も三つのレベル（階層）からなるとする基本的考え方は同じ。①は生命のレベル、②は生活のレベル、③は人生のレベルと言いかえてもよい。

いたり、衣服を着たり脱いだり、家事をしたり、その他さまざまな活動はできると考えます。そういう技術やノウハウを豊富にもっているのがリハビリテーションなのです。

そこが階層論ということであって、階層が違うということは、基底となる階層によって、それより上の階層は（より複雑な階層ですから）、百パーセント決定されるものではないということです。すなわち階層間の関係をみる時に、ある階層が他の階層に影響しそれを決定する面（相互依存性）だけでなく、影響されず独自の法則をもつ面（相対的独立性）の両者を見なければいけないということです。百パーセント決定されるのであれば、階層を分ける必要はない。同じ階層の中ならば、百パーセント決定されることもありうるでしょうけれども、階層が別であり、次元が違うのだからそうはならないということです。影響はされるが、その階層独自のもの、つまり相対的独立性がある。要するにこれが階層論です。

さらに先を言ってしまうと、それより高い階層は参加（participation）、そこが障害されたのが参加制約（旧名称では社会的不利、ハンディキャップ、handicap）です。つまり、歩けないのだから職を失うのはしかたがないというように一般的には考えがちですね。しかしここにも相対的独立性があるので必ずしもそうはならない。鶴見さんのようなお仕事であれば、その神経内科の先生も、麻痺が回復しないから学者としての生活は無理ですということはおっしゃらなかったでしょう。頭とそのほかの知的な能力をふくめて、そのほかにはまったく何も問題ありませんと。

鶴見　車椅子に座ってものを書いたり読んだりすればいい。だからそれをしなさいと、そういうふうに言われました。

上田　社会的な生活の面はちゃんと考えておられた。だけどそのまん中の、麻痺が回復しなければ歩くことができないという心身機能の階層──階層といったりレベルといったりするんですが──、心身機能のレベルと活動のレベルの間の関係は、もうほとんど心身機能で決定されてしまうと、決定論的に考えておられた。それは基底還元論で、基底に還元（reduction）して考えていた、ということなんです。

鶴見　還元論、リダクショ ニズムと言われれば、説明してくださるとわかるけれども、ふつうにはわからないと思う。軍隊式といったほうがすぐわかると思うの。

上田　それはやはり差し障りがあるんですよ（笑）。軍隊式にしようと思ってやってるわけではなくて、ひとりひとりの患者さんの生活と人生の個別性や個性を尊重するという意識が乏しいものだから、結果としてそうなっているんですね。「画一的リハビリテーション」といったりもするのですが、やっているご本人たちは、細かい工夫はしているから決

◆**車椅子**　歩行に障害があったり安静を要する患者が、座位のまま移動できるよう設計された、通常四輪の車のついた椅子型のもの。患者の障害状態、自身で駆動するか介助者が押すか、使用目的（たとえばデスクワーク用のタイプ、障害スポーツの種目によるタイプの違い）などによって構造的に異なる。通常は後輪二つが大きく、小車輪（キャスター）が前にあり、折りたたみ可能である。電動のものもある。

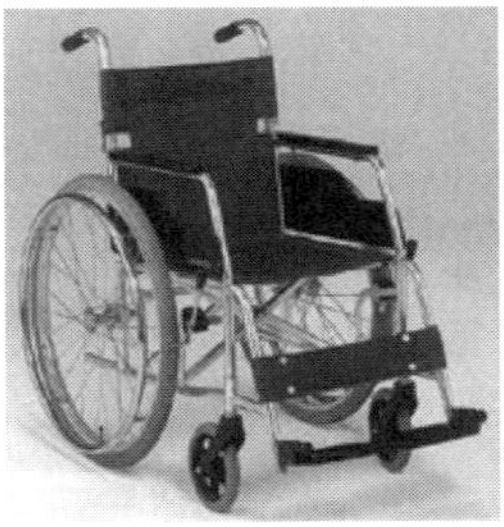

して画一的ではないというつもりでいるので、そう言ってもひびかない。だから困っています。

鶴見　そう。私、こんちくしょうって気持ちがあるのよ。

上田　ちょっときつすぎる（笑）。いや、「軍隊式リハビリテーション」というのは私もたまに引用しますよ。でもやはりしょっちゅう言ってるとよくない。

鶴見　先生はおっしゃらない方がいい、私は言っていいの。私はクライアントの立場だから。こんちくしょうと思っているんだから。

リハビリテーションは単なる機能回復訓練ではない

上田　そこで本当のリハビリテーションですが、画一的で個性無視にならないようにする技術をものすごくたくさんもっています。たとえば、この長下肢装具◆あるいは鶴見さんが使っていらっしゃる短下肢装具◆というもの、それからウォーカーケイン◆というもの、それから鶴見さんがもう少し若い世代の方だったら、いまおそらく片手片足で自動車を運転していらっしゃるかと思います。片手片足で運転をするのは、車にちょっとした補助装置をつければごく簡単にできます。脳卒中◆をやった人でも自動車を運転している人はいく

◆**長下肢装具**　大腿部から足底に及ぶ下肢装具。主に膝関節と足関節との動きを制御する。

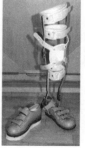

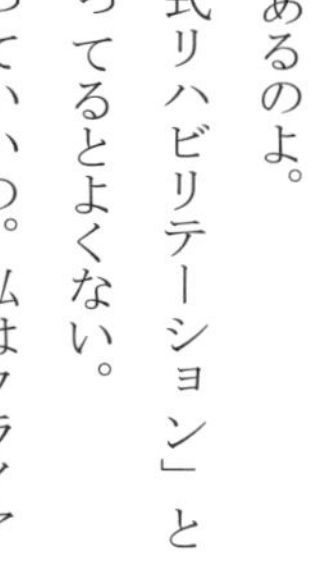

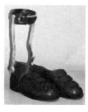

◆**短下肢装具**　靴にジュラルミン製の支柱を両側から立て、足継手（足関節にあたる部分）を後方制動（軸の後方にストッパーがある）にすることで、尖足（足先が下を向いて床にひっかかること）を防ぎ、歩行を安定化する。内反があればT−ストラップという部分を加えることでそれも矯正でき、歩行を安定かつ安全にする。

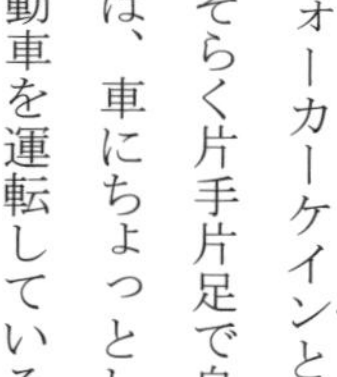

らでもいますから。そういうことによって、片手片足が仮に動かなくても、もう片方の片手片足は完全に健全なんですから、その一つを二つ分に使えばいいわけです。

もちろん麻痺のある側の手足もそれなりに活用します。鶴見さんの左足も短下肢装具で内反を矯正しさえすればちゃんと歩くのに役立っています。また麻痺をよくする努力ももちろん惜しみません。

いま、道具や機械という、物の例をあげました。しかしただ、こんないい物があります、これを使ってすぐ歩きなさいといっても、それは歩けませんね。やはり順序があります。お稽古の順序があって、使いこなし方が十分身につくところまで使いこなしていただかなければいけない。それも広い訓練室だけで歩ければいいのではない。鶴見さんの場合、広い訓練室ではほとんど練習しませんでしたね。病室のベッドからトイレまでどう行くか、トイレでどうするか、洗面所でどうするか、狭いところをどう歩くか、戸外をどう歩くか、そういう環境に応じた使い分けということがあります。そういう練習の技術、ノウハウ、コツがあります。理学療法士◆や作業療法士◆はいろんなノウハウを知っていて、その方に合うような順番、いちばん身につきやすい順番で教えてさしあげて、ご本人が一生懸命お稽古をして使いこなし方を覚えるという、そういうプロセスは絶対に必要です。片手片足で、

◆**ウォーカーケイン**　ウォーカー（歩行器）のように広く開いた四脚を有するジュラルミン製の安定性のよい杖。脳卒中による片麻痺患者の場合、しばしば長下肢装具と組み合わせて早期歩行自立に用いる。

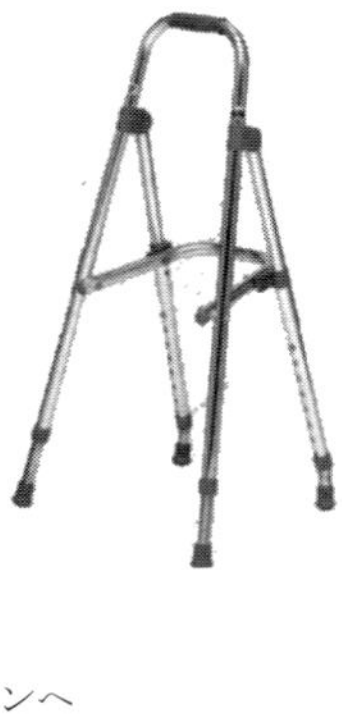

◆**脳卒中**　脳血管の病的過程によって、急激にそれに対応する局所精神・神経症状を呈するもの。脳梗塞、脳出血、などに分ける。

◆**理学療法**（physical therapy, PT）　以前は温熱、寒冷、冷温水、電気、光線、放射線などの物理的な作用を身体に加えて治療効果を期待した治療法であったが、現在はそれよりも運動療法、日常生活行為訓練を中心とし、物理療法は補助的になっている。

装具やウォーカーケインを使っての歩き方にしても、自動車の運転の仕方にしても、それは物があればできるというものではなくて、使いこなし方という技術がある、独特の注意があります。

そういう物と使いこなし方の技術・ノウハウがともなって、はじめて基底に還元しないですむように、活動の階層における相対的独立性というものをおおいに利用して、活動のレベルの水準を上げることができる。それは麻痺が回復すればもっといいけれども、麻痺が回復しなくても、活動や参加を向上させることはできます。それがリハビリテーションです。

リハビリテーションを機能回復訓練だと思うことが最大のまちがいです。それが私たちがいちばん困っている最大の誤解です。それは患者さん本人にすれば、昨日まで動いていた手足が動かなくなった、それが動くようになってほしいというお気持ちは当然だろうし、よくわかります。それがどこまで回復するかは、脳のどの部分が侵されたかということによって、ごくまれな場合には非常に目ざましい回復をする場合もあります。けれども、そういう場合は、われわれ専門家に言わせれば、別にリハビリテーションをやらなくても治るのであって、リハビリテーションが効いたわけではない。ですから障害の構造というこ

リハビリテーション医学の重要な技術の一つ。**理学療法士**は理学療法を専門とする職種の国家資格。

◆**作業療法**（occupational therapy, OT）　作業（物を作製する手仕事だけでなく、芸術、ゲーム、スポーツ、レクリエーションを含む）には身体的・精神的な治療効果があることは古くから認められており、リハビリテーション医学と精神医学の重要な治療技法となっている。リハビリテーションでは日常生活行為訓練、精神科では生活療法を含む。作業療法は①機能的作業療法、②日常生活行為訓練、③心理的作業療法、④職業前作業療法に分類される。これらを通して身体障害では活動能力向上訓練、そのために必要な運動機能や、認知・行為障害の改善、精神障害ではその回復と社会適応能力の増大を図り、いずれも社会的自立性の向上を目指す。**作業療法士**は作業療法を専門とする職種の国家資格。

とをふまえて、そのレベル、そのレベルに全部必要なことをやる。そうすると必ずしも基底となるレベルが回復しなくても、その上のレベルにおいて非常に大きくよくすることができる。

その結果として、「参加」(participation) のレベルにおいては、非常に大きく発展させることができる。ですから最初に鶴見さんが聞かれた神経内科の先生の説明は (リハビリテーションの専門家でないから責めるつもりはまったくありませんが)、神経内科の範囲を出るものではなかった。麻痺の回復がリハビリテーションだというまちがいは、残念ながらリハビリテーションの専門家でもそう思っている人が非常に多くて、そういうやり方をやっている人が非常に多いから、まして専門外の神経内科の先生がそう言われるのはある意味止むを得ないと思いますが、しかしやはりまちがいです。その先生は車椅子で執筆の生活をなさいとおっしゃっていた。私も車椅子はけっして否定しない。鶴見さんの場合、最初から私たちのようなやり方でやっていたら、今は車椅子不要で歩く生活になっていたとは思いますが、私たちがお手伝いできるまでに一年以上がたっていたなどの制約から、現在のような車椅子が基本で一日一回歩くという生活にしましょう、ということに共同決定したという経緯があります。

鶴見さんの場合は毎日歩くということが全身の活力を保つために、それこそ若返りまでするためにも、とても大事なことですが、現在の鶴見さんの状態では朝から晩まで全部を歩こうと思ったらへとへとになってしまう。

鶴見　できない。

上田　できないし、ほかのことをやる時間がなくなってしまう。だから車椅子でやるということも非常に合理的です。だけど車椅子生活だから社会生活には制約があるかというと、そんなことはない。新幹線にも乗れるし、講演もできる。着物を着て、車椅子に乗ってやればいい。そういうことを私や大川弥生◆先生は最初から申し上げたでしょう。あまりはじめは信用していただけなかったけれど（笑）。着物なんか着れるはずがないとか。

鶴見　でも早速、着ちゃったんです。

上田　講演なんかできるわけないとか、そんなことおっしゃってたけれども、絶対にできますと最初から申し上げた。そういうのが本当のリハビリテーションなんです。目標指向的というような言葉をつくらなくてはいけなかったということは不幸なことで、本来そういうものなのです。どのような人生をご本人と我々専門家との協力で創っていくのかという目標（将来の生活像）を最初から定めてやっていくものです。

◆大川弥生（おおかわ・やよい）一九五四年〜。東京大学医学部助手、帝京大学医学部講師、助教授、さらに国立長寿医療研究センター老人ケア研究部部長をへて、現在国立研究開発法人産業技術総合研究所ロボットイノベーション研究センター招聘研究員。著書に『目標指向的介護の理論と実際――本当のリハビリテーションとともに築く介護』（中央法規、二〇〇〇年）他。

本来そういうものなのに、いままでの一般の医学、リハビリテーション以外の医学は疾患と機能障害のレベルでしか見ない。病気というものは、心臓の機能が悪くなった、肝臓の機能が悪くなった、脳神経の機能が悪くなったことだ、としか見ないわけです。それを治すのが医学だとしか考えてきてないから、リハビリテーションというのは全然違った考え方をするものなんですけれども、そこがいちばんわかっていただけない。リハビリテーションをやっている人まで、そういう古い医学のあり方のほうに考え方がついつい引っぱられていってしまう。ですから基底還元論ではなく、障害のすべてのレベルに総合的に対応するということがリハビリテーションと従来の医学との大きな違いなのだというのがもっとも大事なポイントです。

基底還元論とは――上田　敏

基底還元論（reductionism）とは還元主義ともいい、複雑な階層的構造をなしているもの（我々の住んでいる世界はすべてそういう構造をなしている）に対して、上位のレベル（階層）に属する現象をすべて下位のレベルの法則で説明できる（それに「還元」できる）とする考え方である。物理化学ではこの考え方が強く、現代の医学もその影響を強く受けている。たとえば病気という、本来心身をそなえた一人一人の個性をもつ人間全体が病むものを、まず万人共通の身体だけに「還元」し、次いでそれを器官系（循環系、呼吸器系など）に還元し、次いでそれを器官に、次いで組織に、次いで個々の細胞に、次いで細胞内で起こる代謝過程にというふうに次々に還元していくやり方である。

しかし物理化学でさえ、たとえば酸素と水素という原子レベルの性質をいくら調べても、それらが結合してできた分子レベルの水の性質をすべては説明できず、水分子の法則はそれ自体を対象として研究しなければわからない。すなわち、レベル（階層）ごとに特有の法則性（相対的独立性）があるので、まずそれぞれのレベルでの法則性を研究し、そのうえで異なるレベルの間の関連性（相互依存性）を研究していくことが必要なのである。

医学でも最先端の、ある病気の原因をＤＮＡの一部の変化にまで「還元」し、そこに働きかける遺伝子治療を可能にするといった研究では、基底還元論が一定の有効性をもつ。しかしすべての病気がそこまで「還元」できるわけではなく、還元することによって見失われるものも少なくない。

リハビリテーションの場合の基底還元論は「病気は根本から治さなければダメで、対症療法ではいけない」という、ある意味ではわかりやすい考え方からきていることが多い。根本から治せるものに対してはこのような考え方にも一定の有効性があるが、リハビリテーションが対象とする障害については、特に障害の階層性を考えた場合には誤った考え方である。

たとえば麻痺という機能障害（心身機能レベル）さえよくなれば、歩行やＡＤＬ（日常生活行為）の障害という活動制限も、「働けない」、「社会参加ができない」といった参加制約も自然に解決できる、逆に機能障害がよくならない限り活動制限や参加制約を解決する方法はないというのがリハビリテーションにおける典型的な基底還元論である。しかしこれは完全な間違いである。本来リハビリテーションは、かなりの機能障害があっても種々の技術（歩行・ＡＤＬ訓練法や装具・歩行補助具の活用）で活動制限は相当程度に克服できるし、また活動制限がたとえ完全には除去できなくても環境に働きかけることで参加制約をかなり克服することができるという考え方に立っている。そしてそのための技術を多数開発してきて、多くのレパートリーをもっているのがリハビリテーション医学なのである。
リハビリテーション医学・医療だけでなく、たとえば介護においてすら基底還元論の悪影響は存在している。たとえば「基本とする病気がよくなるか、麻痺などの機能障害がよくなるかしない限り歩行やＡＤＬなどの面の活動制限がよくなるはずはないのだから、そして介護職は病気を治したり、機能訓練をしたりはできないのだから、我々には活動制限をよくすることなどはできないのだ。だから被介護者ができないで困っていることを全部してあげるのがよい介護なのだ」という形で、実は「自立をめざす介護」としてできることは非常に多いのに、それを自ら否定して「自立を妨げる介護」に陥っている場合が少なくないのである。

（『科学としてのリハビリテーション医学』六二～六四頁）

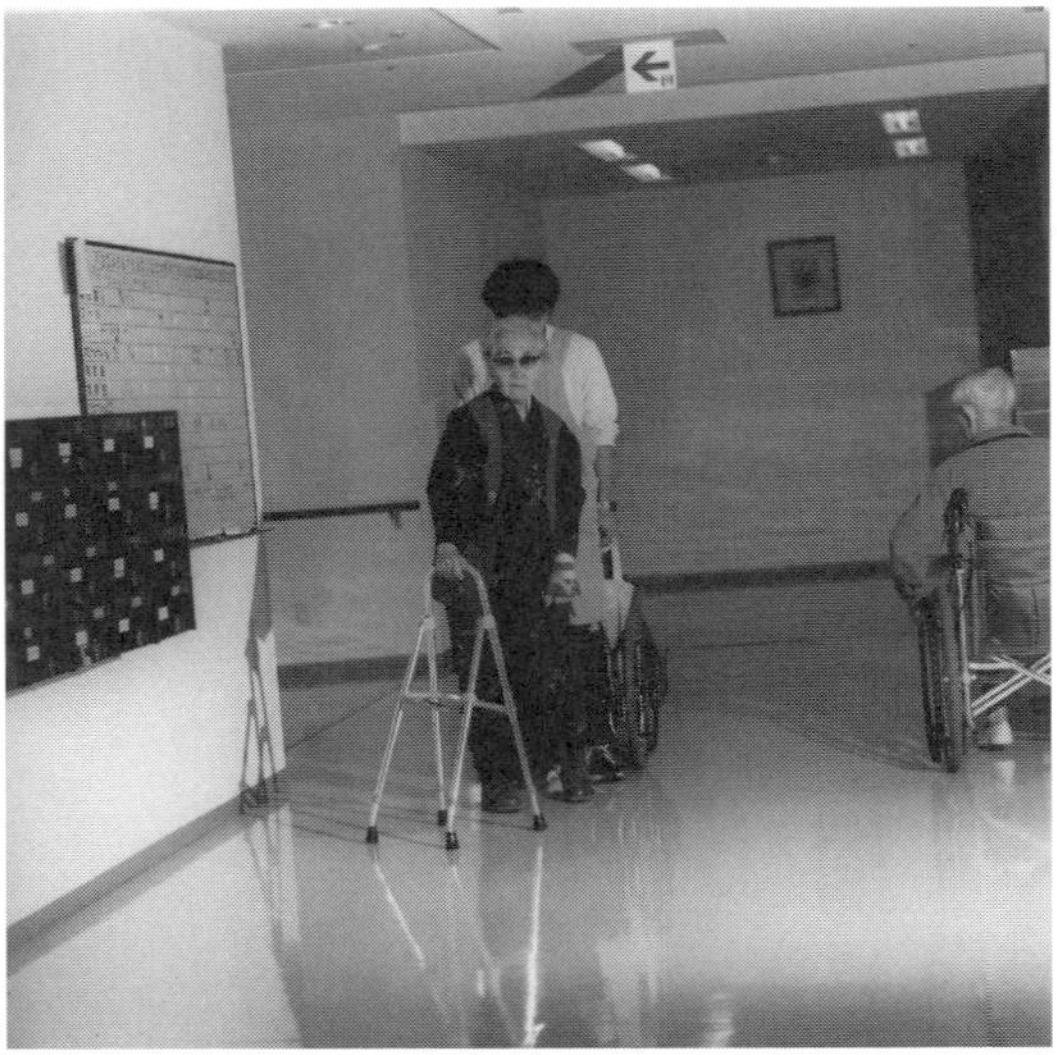

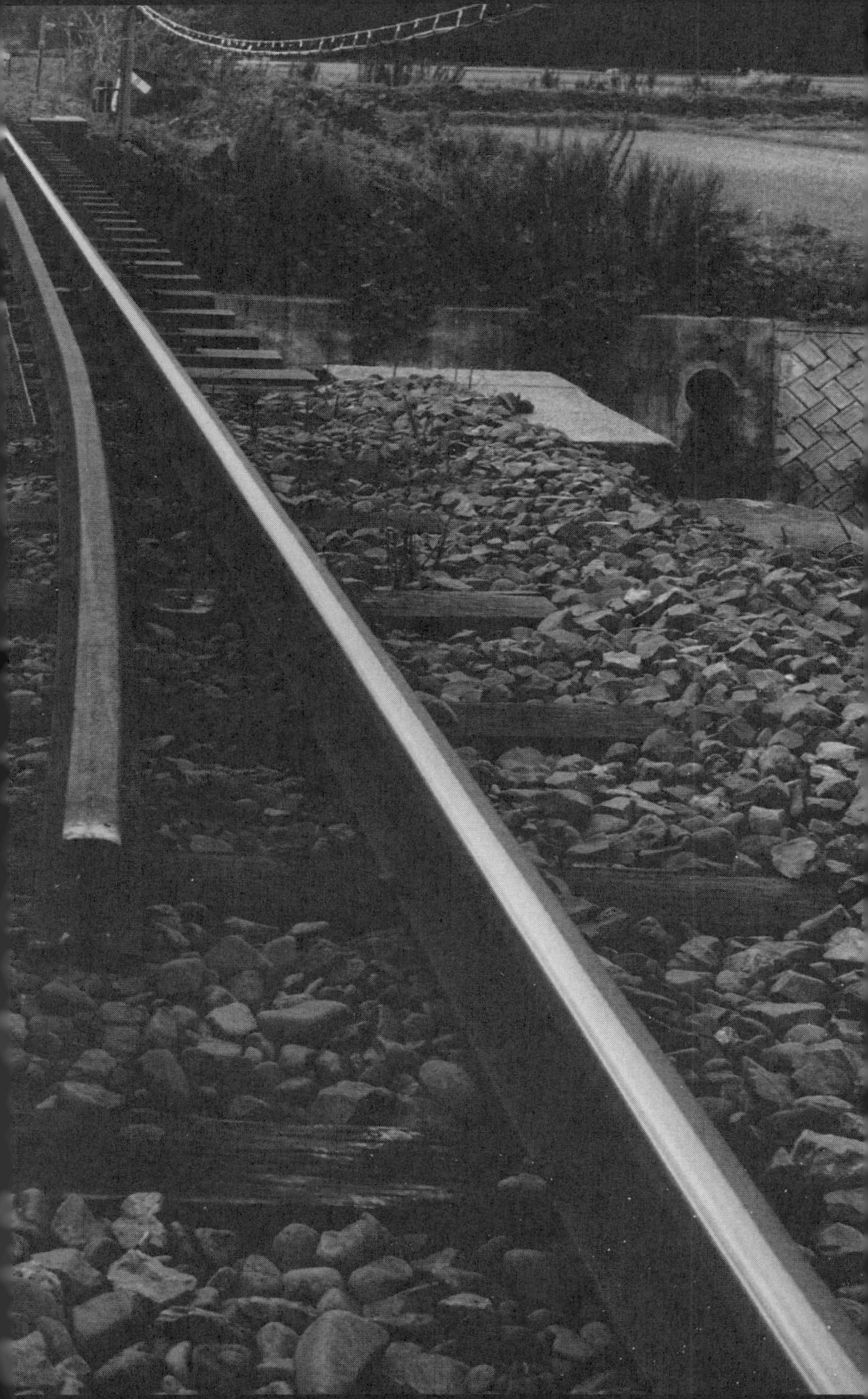

第2場

ひとりずつ目標が異なる

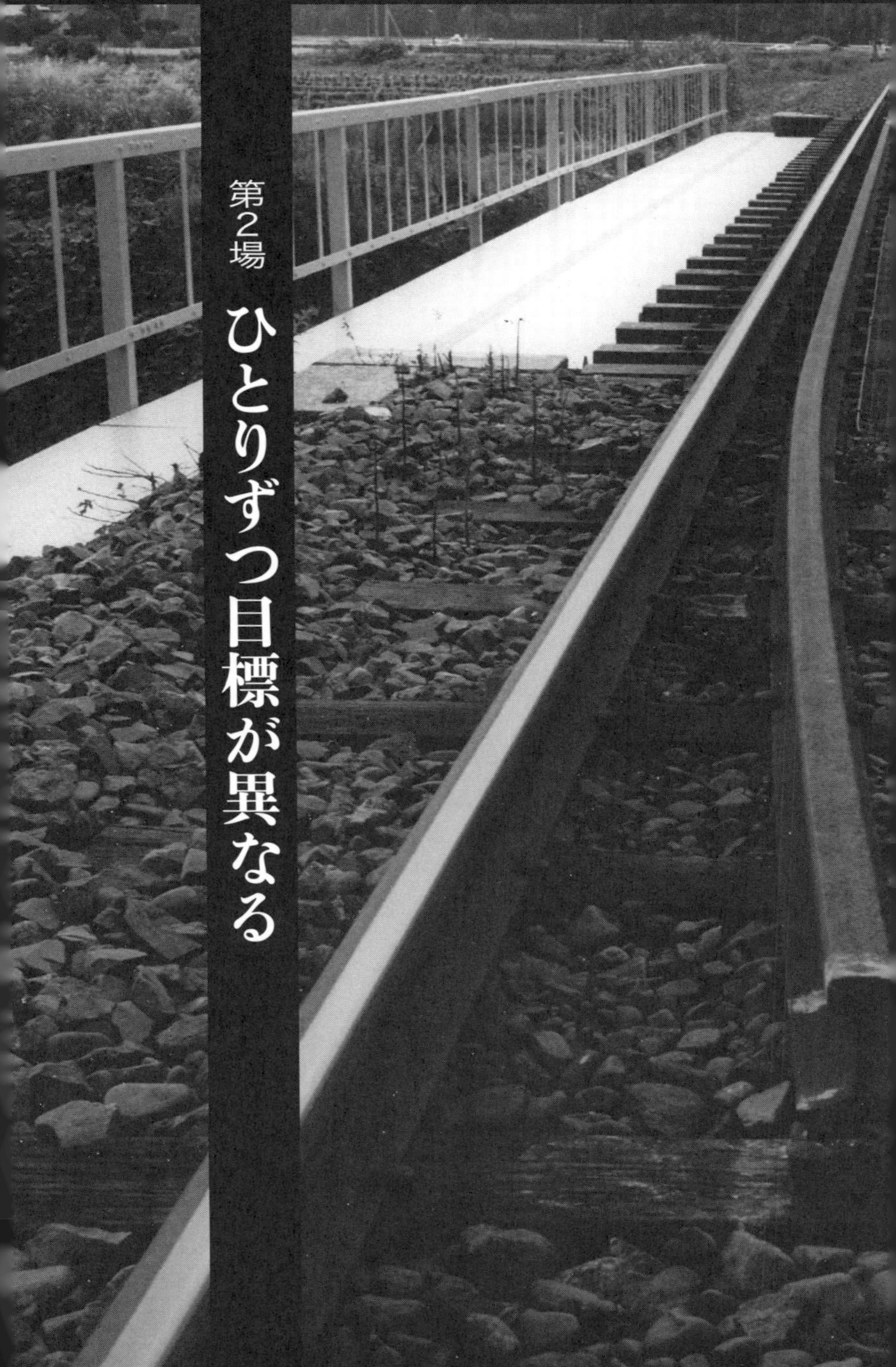

目標指向的リハビリテーション

上田　リハビリテーションは軍隊式であってはいけないというところをもうすこしつめて考えてみたいと思います。つまり前に申し上げたように障害というものを最低限、三つのレベルで考えなければならない。そうすると障害の姿は一人一人まったく違ってくるということです。「軍隊式」のリハビリテーションでは機能障害のレベルしかみない。そこだけに問題を還元してしまう。そうするとそのレベルでは共通性が大きいからどうしても画一的なプログラムになりがちです。しかし活動と参加のレベル、いいかえれば生活と人生のレベルをみればこれは一人一人全く違うわけです。

私たちは、最初のゴールとして、鶴見さんは車椅子でもいいから、着物を着て、講演をなさる、できれば外国まで行って英語で講演なさるという、そういうゴールでいきましょうとお話をしましたけれども、これは鶴見さんだからそういうことを言ったのであって、ほかの人には、またその人に応じた生き方の目標というものをいっしょに考えましょうということです。そこで、こちらはいろんな案を考えて、あなたはこういう生き方もできるし、こういう生き方もできる、その中からどれを選びますかとお話しします。これが目標指向的です。まず目標を決めましょう。その人に即した目標をはっきり決めていきましょうということです。そのためにはこちらは専門家として、現実的にこれは可能ですということをはっきりと呈示します。リハビリテーションをすれば種々の活動の能力をどこまで高めることができるかという見通しをはっきりさせた上で、ご本人のいままでの生き方とか、いちばん得意とされることとか、いちばん興味をもっておられることとか、もちろんいろいろと話し合って、よく知った上で、三つでも四つでも、多ければ多いほどいいんですけれども、あなたのこれからの人生にはこういう可能性がありますから、その中のどれを選びますか、と複数の選択肢を出して問いかける。それこそ鶴見さんは子供の時から、お父さま◆やお母さま◆から選ばされてばっかりいたらしいんですけれども……。

鶴見　重荷だったわね、子供にとって、いま考えてみると。

上田　子供にはちょっと重荷かもしれない。だけど大人には平気ですよね。自分の人生ですから、あなたが選びなさいということですよね。鶴見さんは家庭教育として最大の、いい訓練を受けられましたね。

鶴見　そうね。子供の時から選んでましたもの。だって朝起きたらすぐに何食べますかって言われるんですものね。どんな着物着ますかって言われるんだからねえ。

◆**お父さま**＝鶴見祐輔。一八八五〜一九七三年。政治家、著述家。『後藤新平』（全四巻）他。

◆**お母さま**＝鶴見愛子。政治家・後藤新平の娘。

上田　すばらしいです。個性を尊重してる（笑）。

鶴見　そういうものだと子供の時からしつけられちゃったんですよね。あなたはこうしなさいと言わないんですから。明日、私たちはどこどこへ行きます、親は行くけれど、あなたは行きますか行きませんか、ですもの。明日はこういうところへ行きましょうじゃないんです。

上田　ちょっと変わってますよね（笑）。

鶴見　いや、よほど変わってると、いまになって思いますけれど、私は人生というのはこういうものだと小さい時から思いこんだからね。私はこうしたいって、すぐに言っちゃうんです。いつでもやってたことなんです。

上田　自己決定権◆というのは、リハビリテーションではものすごく大事なことだと思います。それは一般の医療でもものすごく大事なことで、そこが日本人が世界の大勢にいちばん遅れているところだということを、かなり詳しくお話したいんです。鶴見さんとは、あまり話が通じ過ぎて張り合いがないけれども（笑）。

鶴見　私はそういうことしかなかった。そういうふうに私の主張を聞いてくれないと欲求不満なの。

◆自己決定権　一般社会生活の上で自分の意志で職業、結婚、その他の自分の人生を決定していくことは成人としての基本的な権利として認められている。しかし医療においてはこれまで専門家としての医師（に代表される医療職）の権威があまりに大きく、「医は仁術」であるといわれたり、あるいはパターナリズム（父親のように愛情をもってしかし厳しく患者に接すること）がよいとされたりして患者の自己決定権の認識は弱かった。

　しかし近年では医療は「インフォームド・コンセント」（十分な説明を受けた上での同意）にもとづいたものでなければならないことは常識となり、自己決定権が形の上では尊重されるようになった。介護保険などでも自己決定の尊重がうたわれている。

　しかしこれでもなお不徹底であり、「インフォームド・コオペレーション」（十分な説明にもとづいた患者と医療者との継続的な協力関係、大川・上田）、インフォームド・コンセントの第二性格（唄孝一、内容はほぼ同じ）などとそれをのりこえようとする考え方が出てきている。

●子供の頃から選択を迫られる

鶴見　私はもうひどい幼児だったのよ。つまり親が毎日「あなたは今日は何を食べますか」「明日は私はここへ行きますが、あなたも行きますか、行きませんか」と、しょっちゅうそういうふうにギュウギュウ選択を迫られたのよ。

上田　子供のときですか。

鶴見　小さい子供のときから。

上田　お母さんがですか。

鶴見　父も母も二人で。「あそこに行きますか、行きませんか」「あなたはどうしたいんですか」ってしょっちゅう。まずモノをもってきて、「これどっちを食べますか」と言うのよ。

上田　それはきわめてアメリカ的ですね。

鶴見　もう大変よ。それだから子供は何が好き、何がきらいってしょっちゅう判断して、一日中いくつ判断しなくちゃならないかわからない。そういうふうに育っているから、好ききらいとか、これをやるやらないって言わない生活なんて、私には考えられない。

上田　それは素晴らしいですね。

鶴見　素晴らしいかどうか知らないけれど、すごく自分がわがままだと思っている。

上田　きわめて合理的ですが、日本の社会ではそれがわがままになっちゃう。

鶴見　そう。だから不利ですよ、日本の社会にいるのは大変不利です。

上田　不利だけれども、またやりがいもありますよ。

鶴見　それだから私は今、本当にこうやって生きていると思います。だから親のお陰だと本当に思っています。

上田　それはしかし、面白いといったら失礼だけれども……。

鶴見　これが当たり前だと思って世の中に出てみたら、当たり前じゃないのよね。途方に暮れているのよ。

上田　そうでしょう。世の中の人は驚いちゃうでしょう。学校の先生からして驚いちゃう。

鶴見　そうですよ。だって、学校の先生にピシャーンとものを言って帰ってくるような親ですからね。

上田　鶴見さんは模範的なリハビリテーションの患者になるべく子供の頃から育てられていたんですね。

（『回生を生きる』三輪書店、一五二～一五三頁）

上田　そうですよね。話を戻しまして、鶴見さんは日本人としてはあまりにもそこがちょっと変わっている。自己決定権を子供のころから養われてきた。それはすばらしい。

鶴見　それが当然だと思ってきたんですね。

上田　それは非常にすばらしいことだと思います。何も意見をきかれない軍隊方式には絶対に合わないですね。

リンゴの皮むき事件

上田　話を戻しますと、そういうふうにして目標を協同でつくる。専門家と患者さんとで協同でつくる。というのは、患者さんだけだと……。

鶴見　できないことを言うかもしれない。

上田　無理なことをおっしゃるかもしれない。それから可能性がありながら専門家でないからわからない。いまの現実にできないことしかわからないから。それから基底還元論的な方がわかりやすいから、手が動かないから手を動かしてくれ、足が動かないから足を動かしてくれというふうになりがちです。そうではなくて、鶴見さんの場合には片手でもリンゴがむけますよということを、実際にむいてみて、はじめて納得してくださった。

しかしあれは一つの大きな出来事でしたね。

鶴見　そうです、びっくりした。

上田　片手でもこういうことができる、ちょっとした道具さえあればできるという、ご自分の隠れた能力を引き出して証明してもらうと、まだほかにもいろんな隠れた能力があるのではないかという気持ちになりますね。

それもじつはどういうタイミングで、どういうやり方で、そういう技術をお話しするかというのは、これはこれで大事なことなんです。鶴見さんの場合には、大川先生がそういうことを考えた上でリンゴの皮むきということを最初にした。だからそれはリンゴの皮むき事件と言われるぐらい……（笑）。

鶴見　だって、釘が出てるまな板を買ってきてくださって、これでバンとやれば切れるじゃないかって。なるほどと思って、びっくりした。いまも毎朝やっております。

上田　三つぐらいありましたね。さっき拝見しました。

鶴見　それで毎日あのまな板を外へ持って行って、干して、日光消毒してるんです。

上田　ところが、いつでもそうすればいいというものではない。その方の期が熟していない場合に、リンゴの皮をむくというようなこと、刻んだりするということが、必ずし

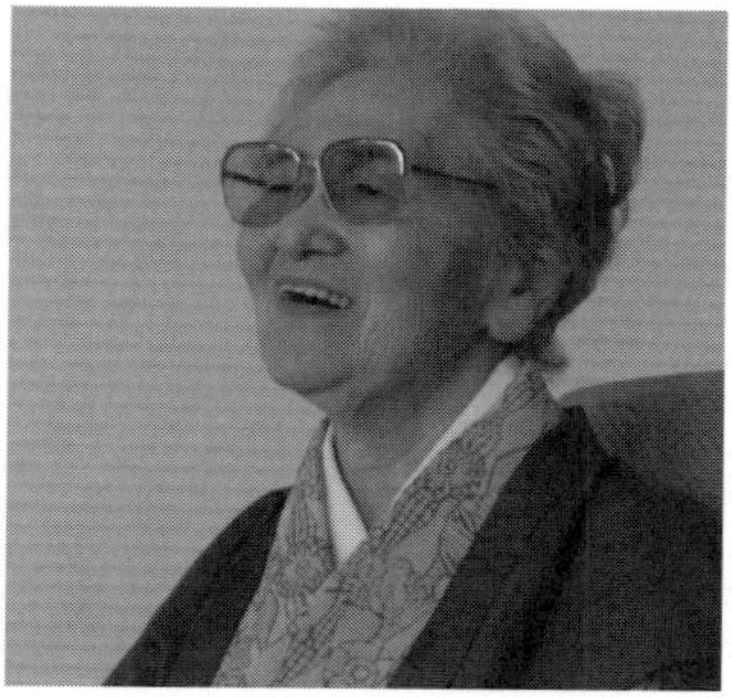

もいい転機にならない場合もあるんです。

これはほかの人の話ですけれども、作業療法士が、主婦である患者さんに、東大病院の台所で、片手でもこういうクギのついたまな板を使えば料理ができますよということを、作業療法とはこういうものですという最初の説明をするときに、一般論としてお話しした。本人は何もおっしゃらなかったけれど、ついてきた息子さんが、非常に軽蔑したような言い方で、「生活の知恵というやつですね」と言った。それはその作業療法士にとってはグサッときた。つまり片方の手が効かなくても片手でも料理はできますよということが、本

●リンゴの皮むき事件

大川 先ほど話に出ましたように、「先生、外をこのウォーカーケインを使って歩くということもおできになりますよ」と言っても、「それは無理よ、あなた」と（笑）。

鶴見 私、外を歩けるなんて夢にも思わなかった。

大川 それでリンゴの話が出たわけです。リンゴというのは「病気の前に毎日一個は自分でむいて食べていた。それで私は健康だったと思う」とおっしゃったんです。それで「先生、リンゴをむくのはお安いご用です。まな板に釘を打ったもので、それにリンゴを刺して固定して、それをむくということは二、三日のうちに必ずおできになります。まずそれをやってみましょう」とお話したんです。

上田 そうしたら「お手並み拝見」とおっしゃったんでしょう。そう簡単には信用してもらえなかった（笑）。

大川 ええ。でも、「先生にお任せします」とか「信用します」と言われるほうがよっぽど私は不安なんです。自分たちのきちんとした技量を確認したうえで、信用していただくというのが大事だと思っていますので、むしろそういうふうに言っていただいたから、これはきちんとしたことをやるとすぐ信用していただけるなと思いました。それでリンゴをむく訓練をやりましたら、すぐおできになりましたよね。

鶴見 びっくりしたのよ。

大川 マジックだと言われたんです。でもその程度でマジックと言われましてもね（笑）。

上田 釘二本で固定してそれをむくだけだもの。それはなんでもないはずなんですよ。

鶴見 そんなことをおっしゃるけれども……。

上田 それで言ったとおりに二、三日でリンゴがむけたということで、少しは信用していただけたわけですね（笑）。

鶴見 そう、びっくりした。そして着物も着られるようになった。

（『回生を生きる』一一四〜一一六頁）

当にありがたいことだと思って喜んでいただけるような場合と、そうではなくて、肝心な手をよくするという問題を逃げて言っているのではないかと受けとられる場合と、それはその方の期が熟しているかどうかということにかかっています。ですからもっていき方しだいですね。

鶴見さんの場合はリンゴの皮むきから出発したけれども、それは短期間で実現可能な、しかし最初は鶴見さんは半信半疑、むしろ「できっこない」と思っておられたことをご自分でできるようにしてさしあげた、それによって自信や希望をとりもどしていただいたというのが眼目だったわけです。ですから他の方であったら、あるいは鶴見さんでも違った時期であったら「リンゴむき」でない、別のことの方が転機になったかもしれないのです。

その方が脳卒中になってからの期間であるとか、それまで受けてきたリハビリテーションがどういうものだったかとか、その方がどういう生活に戻る方なのかとか、そういうことを考えて、どういうことを転機にするか、いつ、どの時期に、どういうタイミングでやるか、ということがすごく大事なんです。

これは大川先生から聞きましたが、彼女は最初に鶴見さんのこれまでの生活について詳しくうかがうなかで、元気な時には毎日リンゴを一個自分でむいてめしあがっていたということを心にとめていた。そしてこの時期の鶴見さんの希望や意欲を引きだすきっかけとして、そしてこれも大事なことなのですが専門家が言ったことがすぐに実現したということで信頼感を持っていただくきっかけとして「リンゴむき」を意識的にえらんだのです。「二、三日でご自分でおできになるようになりますよ」とわざと期限を切ったそうです。こういうタイミングをえらぶということも大事なリハビリテーションの技術です。

目標はひとりずつ異なる

上田　ちょっと話がそれました。要するにそれはプログラムの進め方の上でも個別的な配慮、特にご本人の積極性を引き出すことが非常に大事だという話です。もとへ戻すと、目標自体が人によってみんな完璧に違います。それを私は比喩的によく言うんだけれども、いままでのリハビリテーションは、脳卒中なら、皆さん、脳卒中のこの山に登りなさいと。

鶴見　そう。たとえば作業療法だったら、まず革細工。◆私、そういう暴力は嫌だって。だってすごいんだもの。槌で叩くでしょう。私、そんな暴力は嫌ですって言ったら、びっくりなさった。その時、私のこれからの人生に関係ありませんと言ったの。

上田　そういうことをいう患者さんなんて、およそ想像もつかないから、カルチャー・

◆**革細工**　ぬらしたなめし皮に道具（ツール）を木槌で叩いて種々の模様を刻印し、染め、縫い上げてバッグやケースなどを作る作業。作業療法としては、身体面では上肢の筋力強化や関節可動域の改善など、心理面では応用力や創造力を養ったり、攻撃性の発散、ストレス解消にも効果があるとして行われている。

ショックだったと思いますよ（笑）。

鶴見　だから私なんか手に負えないと思うわよ。じゃあ、何したらいいんですかってことになっちゃう。

上田　それは基本的にはレパートリーが乏しすぎるんですね。

鶴見　それで私、見回して、やってる方があったから、それじゃあ、ワープロをやっていただきましょうということになった。これなら私のこれからの人生につながるかなと思ったの。それはできるようになったけれど、結局、つながらなかった。手で書いた方がずっといいんですから。

上田　基本的には、なぜ一人一人の人に合わせた目標を設定し、そして一人一人の状況に合わせたプログラムを決めないのかということですね。目標が違えばプログラムも違います。さっきの比喩でいえば、ある山にみんなで登るというのと、一人一人違った山に登る、道の状態もみんな違う。

鶴見　昔のやり方は山を決めちゃうのよ。

上田　いや、われわれも山を決めましょう、目標を決めましょうと。しかし患者さんとよく話し合って協同で決めましょうと。

鶴見　自分が決定しないで、向こうで決めてあるのよ、はじめから。

上田　決めてあるし、一つしかないんです。せいぜい脳卒中なら右の麻痺か左の麻痺か、非常に重いか中ぐらいか軽いかぐらいの分け方しかない。

鶴見　そういうこと。皆さん同じようにやっている。

上田　ところが私たちは百人いれば百人目標が違うと考えます。だっていままでの人生行路はみんな違いますから、鶴見さんと同じ体の状態であったとしても、まったく違った職業の方に同じ目標を立てるわけにはいかない。それも山が違うだけでなくて、登るコースもたくさんある。登るタイミングもたくさんあって、それをさきほどの、同じリンゴの皮むきということでも、どの時点でやれば一番効果的か。効果的というのは、その技術を学ぶということだけでなくて、将来の希望をわきたたせる、呼び起こすのに効果的かということもあります。

さきほど失敗した例の話のことをもう少し詳しく言えば、まだ麻痺した手を治してもらいたいという気持ちが非常に強くて、そのために来たという人に、いや、片手でも料理ができますよということは、はっきりとは言わないまでも、あなたの手はもうだめだから諦めなさいと言ってるふうに受けとられる。だけれど、鶴見さんのように、良かれ悪しかれ一年間たって、自分は何ができないということをそうとう認めてきていらっしゃって、逆にできるはずのこともできないと思いこんでいらした。そういう方にはどんな小さいことでもできることがあるということは……。

鶴見　びっくりなのよ。魔法使いなの。だから大川先生は魔法使いですねと言ったんです。

上田　だから大川先生は、この前の鼎談◆の時には、そんなことぐらいで魔法使いと言われましても困りますねと言われたんだけれども（笑）。じつは技術そのものは単純です。リハビリテーションの教科書のどこでも載ってるものです。しかしそれをもっとも効果的に使うというのは、これはやはりそうとうな熟練なんです。画一的に使ったら、さっきいったように、やはりマイナスに受けとられて、だれも受け入れません。

鶴見　そうなの。作業療法で、まず段階的にいうと、最初、なんだか長い針を持たせて、いまでもあるんだけれど、毛糸で、刺繍をするの。そしてその次は、暴力と私がいう革細工、それから女の方だったらお料理、ジャガイモの皮をむく。そしてカレーライスを作る。私、いちばん嫌いなものがカレーライスなの（笑）。私、今でもカレーライスが献立に出てる時はやめて、そのほかにチョイスがあるので、玉子とじうどんとか、そういうふ

◆この前の鼎談＝『回生を生きる』三輪書店、一九九八年。（四一ページ、「リンゴの皮むき事件」）

うに頼むの。カレーライスほど嫌いなものはないの。それを作るでしょう。私、あのにおい嗅いだだけで気持ちが悪い。そういう順序が決まっているの。これの次はこれ、これの次って、決まったコースがあるのよ。女だったらこう、男だったらこうと。

上田　そうそう。登る山の登る道が決まっているんです。

鶴見　それでお料理するというのは嫌だったんだけれど、私、一日一個のリンゴを食べたいというのが、いままでの生活のやり方ですからね。それでまずリンゴがむけて、自分で食べられるというのは、すごくうれしかったの。

上田　そうすると、前の病院でもお料理のコースというのは一応あったわけですね。

鶴見　ありますよ。女の人はお料理のコース。

上田　それははじめから鶴見さんは断られたんですか。

鶴見　私、これから自分でお料理するということはないと思ってた。ところがいまやっています。野菜を冷蔵庫から出すとか、それもなかなか大変なんですよ。大根や人参はきれいに洗って、朝の担当の職員の方に皮をむいて、適当に切って冷蔵庫に入れておいていただいて、あとは自分で小さく切って、お鍋に入れる。だけどそれはリンゴの皮がむけるようになったから、その応用篇としてできるようになったの。それで朝はもう野菜のいっぱい入ったスープを作ってます。それから大根おろしも作りますし、いろんなことが応用でできます。

上田　大根おろしはけっこう大変ですね、力がいりますね。ですから、それは入口がまちがっていたのであって、正しい時期に正しい入口を見つけて、それを提示すべきでした。私たちは機能回復訓練中心ではなくてＡＤＬ◆や家事などの「活動」中心のリハビリテーションであるべきだといっていますが、それも個別的・個性的な選択の上に立ったものでなければならないわけで、もし画一的にある活動のみを押しつけるのだったらやっぱり軍隊的になってしまいますね。正しい時期に正しい「活動」を提示するというのはやはり一つの大事な技術です、われわれのノウハウなんです。そうではなくて、押しつけたのでは絶対にうまくいきません。

レパートリーを増やす

上田　要するに、百人の人を相手にしたら五百ぐらいのレパートリーがなければいけないはずでしょう。それがせいぜい十ぐらいのレパートリーしかないんです。それ以上勉強しようとしていない、工夫しようとしてないですね。われわれだって何百というレパー

◆ＡＤＬ（activities of daily living）　日常生活活動。リハビリテーション医学が第二次世界大戦後に独立した時に、ＡＤＬの概念を導入したことで、それまで〃生命〃の価値が支配的だった医学の世界に初めて〃生活〃の価値が導入された。最近になってＱＯＬ（人生の質）という形で〃人生〃の価値が導入され、ＡＤＬはより広いＱＯＬの一部（重要な）として位置づけられるようになった。ＡＤＬの訳として従来は日常生活動作が用いられてきたが、コミュニケーションを含むこと、単なる動作でなく、計画、認知、修正を含む総合的な行為（ＩＣＦでは「活動」）であることなどから、「日常生活行為」あるいは「日常生活活動」と呼ぶのが適切である。目的をもった実用的な行為を一連のものとして行うものであり、計画、判断、修正などを含み、単なる個々の動作の寄せ集めではない。目的的行為は歩行、移動と不可分であり、それと一連のものとして捉えること

トリーが一挙に学べるわけではないので、それを患者さんから学んでいきます。患者さんの職業を聞いて、そしてその職業にとってどういうことが必要かと考える。そうするとわれわれの提供できる技術をもう少し工夫をすれば、それに近いことができるじゃないかとか。

学校の物理の先生で、教職に復帰してもらおうということを目標にしていた方の場合は、その方は右手が効かない、歩くことは一応できる、立っていることもできる。それで左手で黒板の字を書くという訓練をやって、きれいに書けるようになった。だけどどうも元気がない、覇気がない。五十代だったんですけれども、知的にも少し落ちてきている。五十代では早すぎるんだけれど、ぼけてきてるんじゃないかと、作業療法士がいうぐらいだったんです。

それでその時に、学校ではどういうことをやっているか。授業をする。じゃあ、モデル授業をやってくださいと。私も生徒になる、作業療法士も生徒になる、ソーシャルワーカー◆も生徒になる。それで一時間、ちゃんと物理の授業をやってくださいと。もう一年以上やってなかったんだけれど、授業をやってもらった。それから物理だったら実験がある。どういう実験がありますか。これは実例はやってもらわなかったけれど、われわれのところのいろんなモデルを使って、実験はここのところを手伝ってもらえば、あとはできます

が重要である。

◆**ソーシャルワーカー**　ソーシャルワーク（専門的社会事業的サービス）に従事する専門職。欧米では古くから確立した分野だが、日本では社会福祉士の資格は確立したものの、医療福祉士（仮称）の資格はまだ成立していない。

ねというようなことを確認した。

それはそれ自体が訓練になるという面もありますけれども、同時にそういうことを通じて、私たちはあなたが復職できると信じています、というメッセージ、口でいうよりももっと強力なメッセージです。復職できると思わなければ、そういうことはやりませんからね。そういうメッセージを伝え、同時にわれわれは、そうか、高校の物理の講義というのはこういうことがあるんだな、実験にはこういう問題があるんだな、ということをその方から学ぶんです。では講義や実験に対応できるようなプログラムを用意しておこうということで、一人一人の患者さんに取り組んで工夫すると、こちらのレパートリーが増えます。

そういうことをしていって、リハビリテーション医学というものは非常に内容が豊富になっていくはずだけれども、現在はレパートリーをはじめから限っていてふやそうとしない。結局、非常に不勉強なんですね。それだけのたくさんのレパートリーを必要とするものだということの認識も少ないし、おそらくその人が基本とした本には僅かなことしか書いてないんでしょう。その本に書いてあることをやっていれば、もう水準並のことをやっていると思っているんでしょうね。

鶴見 でもね、先生。レパートリーを多くしていくということは、大変なことですよ。

というのは、お金がかかる。みんな同じように組んだら、同じ材料を使って、同じ場所にみんな集めて、いっせいにやればいいの。だからみんな同じことをやっているのよ。ただ、この段階の人はここ、この段階の人はここと違うだけで、お金がかからないのよ。私、不勉強だけではなくて、そういうことがかなりあるんじゃないかなと思う。

上田　それもありますね。費用の問題もあるし、また人手の問題もあります。確かにいまの病院では技術者の数が足りなくて、患者さんの数が多すぎて、グループでやるしかないということになってしまう。一人一人について違うプログラムを考えるひまもないと

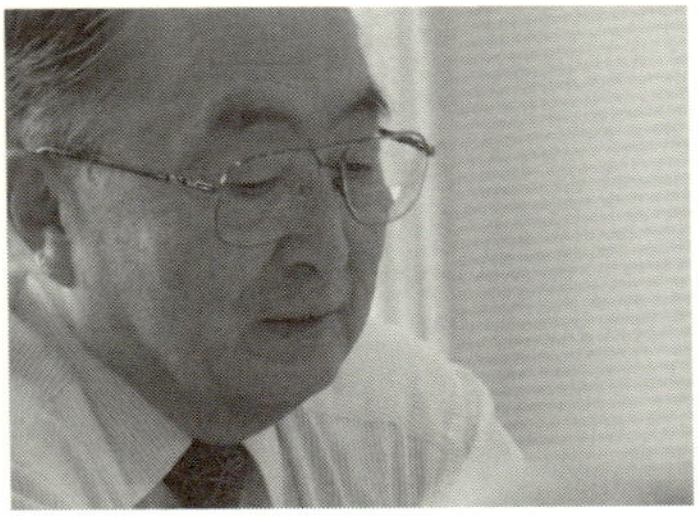

いうことはありますね。

ただ、そういう客観的なマイナスの条件を変えるという努力もされてきています。個別的で質の高いリハビリテーションには、保険でそれなりの報酬が支払われるようになりつつありますし、リハビリテーションの技術者の数が増えてきていますから、いまはそんなに人手不足の状態ではないんです。だけど人手不足の時にできた、やむをえずやったやり方というものが惰性になってしまって、もっとバラエティの多い、レパートリーの多いことがやれる状態になっても、悪い習慣がついてしまって、やらないでしまうということがあったようです。しかし私はいまは変えようと思えば変えられる時期に来ていると思います。ですからそんなに無理なことを言っているのではない。かつては経済を度外視してはできないとか、人手が少なくてできないという、確かにやむをえない時期もありました。けれども、いまはむしろ客観的な条件はよくなってきているのに惰性でやっているという状態だと思います。

歩くために歩くのではない

鶴見　非常に違うと思ったのは、私の受けたのは必然性論なの。一番最初に診断しますね。この人は一体どこらへんの段階か。段階的発展論だから段階を決めますね。そうしたら、もうそれですべて決定してしまう、はじめから終わりまで。

私が非常に不思議に思ったのは、最初に私を診断した理学療法士が最後まで私をみて、最初に、あなたはどうも歩けませんねと診断したの。だから出発点がまったく違うということなの。それでその理由は、腰が悪いと言ったの。私は日本舞踊をやっていたの。日本舞踊は腰で踊るの。腰を入れるといって、それが一番大事なことなの。どうして腰が悪いんだろうと思ったの。それが上田先生の方式のリハビリテーションを受けたために、はじめてわかったの、なぜ歩けなかったかが。それは内反◆なの。腰じゃなくて、足首が内側に曲がっていたから。だからどうしてころばなかったかというのが不思議なくらい。つまり装具をつけさせないで、床にぴったり足がついてない形で歩かせて、それで歩けませんねと言われた。最初に歩けませんねと言われて、五か月半、訓練を受けた末にまた歩けませんと言われた。最初と最後が同じ。これはものすごい必然論よ。この人は歩けないと診断したら、もうそこで決まってしまって、五か月半何をやっていたかということよ。

上田　それはやはり基底還元論なんです。鶴見さんの場合、大川先生の指導で、両側支柱つきの短下肢装具とウォーカーケインで歩けるようになったわけですが、このように

◆**内反**　足の裏が内側に向かうように反ってしまうこと。また、「内反尖足」とはそれに加えて足先が下を向いてしまうこと。いずれも脳卒中のときに起こりやすく、立位保持や歩行を困難、危険、あるいは不可能にするが、適切な装具によって矯正することができる。

装具で矯正するということは、もうすでに麻痺の回復だけを考えるという立場ではないんですね。われわれは、麻痺の回復ということを……。

鶴見　それはできないですよ。私の場合はできない。

上田　いや、私たちは一般論としては麻痺の回復を否定はしません。人によって違いますから。もともと麻痺が軽かった人とか、非常に若い人ではほぼ完全に近い回復もありうることなんです。ですから否定はしない。けれども内反があろうと何しようと素足で歩かせるということは、機能回復しか考えない。機能が回復すれば素足でちゃんと歩けるはずですから、それしか考えないということです。そうではなくて、装具とか杖とかを、むしろはじめはかなりがっちりしたものでやって、そして歩けるようになってから、様子をみて、軽くできるなら軽くしていくということです。

これは基底還元論ではできない考え方なんです。やはり階層論に立つことが大事です。つまり内反があるから歩けないというのは基底還元論で、内反があっても装具でそれを矯正し、適切な歩行補助具（鶴見さんの場合はウォーカーケイン）を使えば歩けるようになるというのが階層論、つまり「活動」レベルの相対的独立性を重視し活用する立場です。百パーセント麻痺ですべてが決定されてしまうという基底還元論が非常に根強いということとは、すごく残念なことです。本来ならば、鶴見さんの場合最初からがっちりした装具と、非常に安定性のあるウォーカーケインで始めていれば、最初から歩けたと思うんです。

鶴見　そうね。私より重いと思う方がそうやって歩いているのを見て、びっくりしたの。

上田　たくさん歩いていましたでしょう。最初からそうやれば、鶴見さんの歩行能力もいまよりもっと高かったと思います。また一年たっていても鶴見さんと話し合った上で、入院期間をもっと長くして、歩くということにもっと時間を費やしていたら、現在はもっと歩けていたと思います。けれども歩くことばかりが人生ではありません。

鶴見　目標ではないんです。

上田　歩くことは目標のうちのごく一つのことで、やはり鶴見さんの場合には、『鶴見和子曼荼羅』の編集を完成するとか、それから早く講演やなんかの社会活動に行っていただくとか、いろいろ大事なことがあるので、それをよくご相談した上で、歩行訓練はあの程度にして……。

鶴見　訓練じゃないのよ、歩くお稽古よ。

上田　ごめんなさい、お稽古はあのぐらいにして早めに退院して、著作や講演活動に専念するという基本路線までご相談して決めましたね。いろいろなプログラムの違いによって、最終的な結果はいろいろと変わってくる。その中にはあくまでも歩行の自立を確立するというプログラムだってありえた。だけど人生は一回きりだし、時間は貴重だし、歩くお稽古以外にもやるべきことがたくさんあるし、それを早くできるようにした方がよりいいというようなことを考えてごいっしょに選んだんですね。

鶴見　それで必然性論と可能性論は非常に違うということがわかったんです。必然性論は、あなたは歩けないでしょうという最初の診断、最後にあなたは歩けないから、これから車椅子で暮らすんですという最後の診断、五か月半前と五か月半後が同じ結論になる。これが必然性論なの。だけど、上田先生のやり方であれだけお稽古をしていただいてわかったことは、はじめはできないと思っていたことができるようになる。それは当然のことだと思うけれど、それだけじゃなくて、さまざまな付随的な可能性が開けていくということがあるのよ。それは驚くほどだったんです。

つまり歩くというのは、歩くために歩くんじゃないということがわかったの。そうじゃなくて、歩くお稽古をすることによって、私全体が変わってきたということなの。だから可能性を引き出そうとすれば、いままで思いもかけなかった可能性が生まれるということなの。歌は最初からわきだしてきたんだけれど、それがいままでずっと続いているという

◆**廃用症候群の悪循環**　心身の機能はたえず適切な程度に用いていないと衰える（廃用症候群）。これが起こると生活上の諸活動が困難になり、それが活動量をへらし、その結果更に廃用症候群に悪化するという悪循環を生ずる。そのため目標指向的リハビリテーションにおいては生活全体の活発化（毎日の生活活動性を一定以上に保つこと）を重視する。

1997年3月28日
退院時期につき話合う。

選択肢（大川から呈示・説明）
①8月末（あと5か月）まで入院すれば、
屋外歩行は坂道も自立（伊豆ゆうゆうの里での歩行は完全自立）
立位でのＡＤＬも自立
②5月末（あと2か月）なら、
屋外歩行は介助で500メートル位可能（介助者が理学療法士・作業療法士でなくても可）
「廃用症候群の悪循環」からの脱却可能（それまでの入院中に頻回訓練により生活全体の活動性を上げることで可能になる）
③5月末より早く退院するなら、
「廃用症候群の悪循環」からの脱却とはいえない。すなわち「寝たきり化」を防げるとはいえない。

上記①〜③と著作集執筆とのバランスで決めてほしい。

結論（鶴見さんの選択）
「寝たきりになる理由はわかった。これまで転んで寝たきりになるのだと思っていたが、毎日の生活全体の活動性が大事なのだということ。」
「寝たきりにならない最低ラインの②を選択し、とにかく著作集を完成させ、その後再入院してもっと活動向上させてもらう」（「残された人生は短い」から、でも寝たきりになってボケルのはイヤだから、とのこと）
＊私は①の方がよいと思うが、3か月の差が大きいとのご本人の判断（人生短い……）。自己決定能力十分な方なので、当方としても了解。②でいく

（大川弥生）

※こうして、ただちに屋外歩行を開始し、②の目標を達成して、5月27日、退院された。

ことは、これは思いもかけないことなんです。これは毎日歩くお稽古をすることによって、私自身がいままで考えないような感受性、つまり自然に対する、人間に対する、そのほかの動物に対する、植物に対する感受性がまったく違う形で開けてきたこと。これははじめから全然思いもしませんでした。だから自分の内発的発展論◆についても、いままで考えていた筋道と違うところで開けてきたんです。

段階論的アプローチと同時並行的アプローチ

上田　私の本にも書いてありますけれど、段階論的アプローチ◆というのと、同時並行的アプローチ◆というのを悪い例としてあげています。

鶴見　リダクショニズムは？

上田　リダクショニズムはその両方に共通しているという考え方なんです。

鶴見　段階論的アプローチというのは非常によくわかるんです。発展段階論というのがあるから。段階ね。そしてあなたはこの段階、この段階だと。

上田　それとはちょっと違うんです。そうではなくて、障害の構造にしたがっていえば、リハビリテーションの最初の時期はもっぱら心身機能の障害しか考えないでその回復

◆内発的発展論　イギリスやアメリカと同様に近代化することを良しとするのではなく、それぞれの地域でそれぞれの自然生態系とそれぞれの文化にしたがって、住民の創意工夫によって発展の道筋を創り出すことを提唱した、鶴見和子の社会理論。

◆段階論的アプローチ　①まず機能障害の最大限の回復をはかり、それが限界に達して初めて②活動制限（能力障害）の回復をめざし（装具や利き手変換など）、それらが限界に達して初めて③家庭復帰、職場復帰などの参加制約の解決を講じ始める、というもの。

◆同時並行的アプローチ　障害の各レベルに対する働きかけを同時並行的に行っていくので一見総合的なアプローチのように見えるが、本来大きく影響しあっている各レベル間の相互関係を認識して相互調整をしようとせず、バラバラに行っていくことに問題がある。目標にしても、

のみをめざす。そしてもうこれ以上回復しないというときになって、はじめて次の段階として活動レベルでの働きかけ、つまり装具や歩行補助具（ウォーカーケインや杖類）、あるいは片手でＡＤＬを行うことを考えるという、そういう段階論です。続けていえば、この活動、思考のモデルとしての段階論。これはレベル（階層）間の相対的独立性を無視しているという点で基底還元論的です。これは時間ばかりかかって成果はあがらない。患者さんの生活と人生の向上には役立たないばかりでなく、「訓練によって機能障害を治すほかに解決法はない」という考え方を患者さんに植えつけてしまって、残りの一生を訓練ばかりしてすごす、「訓練人生」を作ってしまうことが多いものです。

鶴見　同時並行的アプローチとはどういうんですか。

上田　段階論的アプローチが相対的独立性を無視していたのに対して同時並行的アプローチというのは、相互依存性を無視しているアプローチです。これは、理学療法、作業療法、言語聴覚療法◆、ソーシャルワークなどの多くの職種が関与する場合に行われがちなアプローチです。要するにたくさんの部門が同時並行的に一人の患者さんに治療的な働きかけをするんだけれども各部門の間に連絡や連携がほとんどなく、各部門が自分の「なわばり」を守って、他の部門とは関係なくやってしまう。その結果生活機能と障害の構造論

チーム全体としての統一的な目標がなく、各レベルの目標間に矛盾があることも少なくない。

◆**言語聴覚療法**　言語（language）と発話（speech）と音声（voicing）の障害の回復とコミュニケーション障害の改善、また聴覚機能の改善のために評価と治療・訓練を行う学問。

的にいえば、同じレベルに属することに違った方針での働きかけが重複して行われたりするし、まして違ったレベルへの働きかけの間の関連性をよく考え、緊密に調整しあって行うということは全くないわけです。要するに各レベル間の相互依存性を無視している。たとえばＡＤＬにしても理学療法士は理学療法室の中で歩くことしか訓練せず、作業療法士は作業療法室で模擬的なＡＤＬ訓練をするだけ、そして看護師さんは病棟での移動（歩行または車椅子）やＡＤＬを指導しているが、それらはみんなバラバラに行われています。またソーシャルワーカーは社会的なこと、たとえば退院後の生活設計は自分の専門分野だと考えて、他の職種との連携不十分なままで家族や関係者との話し合いを進めていったりします。みんなバラバラ。その結果「船頭多くして船、山に登る」という結果になりがちです。これもいろんなことをした割に生活・人生の向上にはあまり役立ちません。

以上の二つの誤ったアプローチに対して目標指向的アプローチは、相互依存性と相対的独立性の両方をきちんとふまえて生活機能（プラス面）と障害（マイナス面）を三つのレベルにわたって構造的・統合的にとらえ、目標をはっきりと立てるとともに、その目標を達成するためにはどこに「突破口」をみつければよいかと考えるアプローチです。これは他のアプローチとくらべはるかに短期間により高い成果をあげることがデータで証明されています。

ですからわれわれは第三の目標指向的アプローチがいちばんいいと思ってやっています。

いくつもの可能性を開く

上田　ちょっと話を戻します。さきほどおっしゃった決定論ということですけれども、私たちも予測ということは非常に重要視します。「予後」◆という言葉を使いますけれど、これは非常に誤解されている医学用語で、「予後」というとたんなる結果とみんな受けとめています。「肺炎の予後が悪くて亡くなった」という言い方をするけれども、そんなのは予後でも何でもない。予後というのはプログノーシス（prognosis）といいまして、「プロ」というのは「前に」（あらかじめ）、「グノーシス」は「知る」ということです。だから「予知」です。「後を予測する」という意味で「予後」といっています。予後というと、ふつうの治療医学では、生命の予後、たとえばこういう癌の種類にこういう手術をした場合に、五年後は何パーセントの方が生きておられるか。五年生存率という言い方で予後をいいます。リハビリテーションの場合にはそうではなくて、心身機能の予後、活動の予後、参加（社会的不利）の予後を考えるわけです。

◆予後（prognosis）　疾病、障害の経過および終末を予知、予測すること。一般に結果の意味で使われることがあるが誤り。prognosis の語源は、ギリシャ語の pro（あらかじめ）、gnosis（知る）。

鶴見　社会的有利になったわ、私は。

上田　有利です。そうなんです。不利になったかもしれないものを逆手にとって有利にすることができるんです。そういう三つのレベルについての予後を立てて、その予後に基づいて方針を立てていきます。さきほどおっしゃった、歩けませんとおっしゃって、五か月半やって歩けませんでしたねというのは、それは自己実現する予測◆という。

鶴見　ああ、そうよ。セルフ・フルフィリング・プロフェシー。

上田　そうそう。自己実現する予言ということですね。それはそうなるんですよ。

鶴見　言ったとおりじゃありませんか、私は正しかったんですよ、になるの。

上田　低い予測を立てておけば、全部実現する。ですから私たちは「自分の予測が全部適中したら、かえっておかしいんじゃないかと思え」と教えているんです。予測が低すぎなかったかと反省しろという意味です。だけど一方で、逆に高ければいいのかというと、絶対無理な予測を出してもしょうがないですね。歩けるか歩けないかという人に、あなたはマラソンに出られますというわけにはいかない。われわれはできるだけ正確な予後を立てるよう努力します。しかし、心身機能（たとえば麻痺）の回復・向上の可能性は低いという予後であっても、だから活動レベル（たとえば歩行やＡＤＬ）の予後も低いということ

◆**自己実現する予測（Self-fulfilling-prophesy）**　ある思い込みや信念が予想していた通りの状況が実際に生起する場合、その当初の思い込みや信念をさす概念。

とは全くない。相対的独立性に立って、かなり高い水準の予後を立てることは可能です。そういう予後に基づいて可能な人生と生活のゴールを決め、しかもその可能な目標を何種類も提示して、その中から選んでいただいて、共同決定したものだから、お互いに責任をもって協力して実現に向けてやりましょうというふうに進めていきます。けれども、それは一度決めたら変えてはいけないというものではないですね、人間のやることですから。

鶴見　だから私、すばらしいと思うのよ。自分でさえも思いがけなかった可能性が開けてくるというのは。

上田　それからさきほどの構造論の大事なことは、違った階層の間には相互依存性と相対的独立性がある。相対的独立性は大事です。だけど相互依存性の方も大事で、とくに「活動」のレベルで歩けないものが歩けるようになる。歩けるといってもある限られた形で歩けるだけ。だからそれ自体はあまり意味がないじゃないかと言えば言える。たとえばいままでの考え方に立ちますと、鶴見さんが一日に二十分、せいぜい二百メートルぐらい、しかも監視付きで歩いているのは実用性はないじゃないか、とは言えるんです。言う人はいると思います。

鶴見　だけどそうじゃないの。

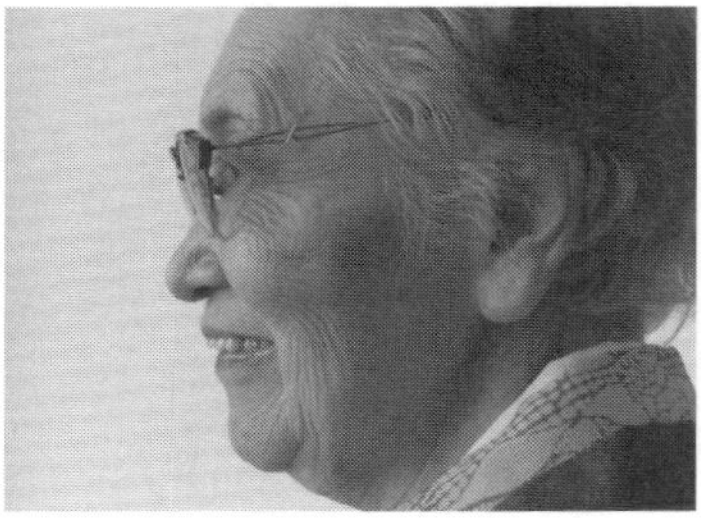

上田　だけどそうじゃないんです。まず廃用症候群の悪循環の予防に大きく役立っています。それだけでも大きなことです。しかもそれだけでなく、それは南方熊楠◆のいう萃点みたいなものなんです。いろんなことにつながるんです。

鶴見　どんどん開けてくるの。自由に歩けるようになったわけじゃないのよ。杖をついて監視つきで、歩くことによって、私自身が開けてきたの。

上田　それは私は一つのシンボルだと言っているんです。鶴見さんにとって歩けるようになったということは、鶴見さんの人生全体が変わったことの一つのシンボルだと。以

◆**南方熊楠**（みなかた・くまぐす）一八六七〜一九四一年。植物学、微生物学者であり、日本民俗学の創始者。特に粘菌（変形菌）に関心をもつ。真言密教の曼陀羅は、必然性と偶然性を同時にとらえることのできる方法論のモデルであると読み解く。『南方熊楠全集』（全一二巻）。

前は歩きたいけど下手に歩くと転ぶ、転ぶと「寝たきり」になって、ぼける、それがイヤだ、だから車椅子だけでいい、というようにマイナス面ばかりお考えだったでしょう。それが今は全体として大きくプラスの方に向かった。そのシンボルであり契機だったと思います。

鶴見　私自身の感受性が変わったの。能力が変わったのよ。機能はそんなに変わってないのよ。

上田　能力が変わるんです。能力が発展するんです。ですから相互依存性で、同じ能力障害のレベルのなかで歩くという能力が一定程度にせよ回復したということが、ほかの能力にすごく影響するんですね。それが社会生活にも関わる。

鶴見　仕事にそれが関わってくるのよ。その仕事ができたのは、歩くということによって自分自身が変わったからなの。

上田　だから一種の萃点みたいなものなんですよ、歩くということは。

鶴見　そうよ。人間は歩く動物だから、歩かなかったらぼけていくだけなのよ。

上田　そういうと、また問題があるんです。

鶴見　そう言っては悪いけれど、私はそう信じてる。

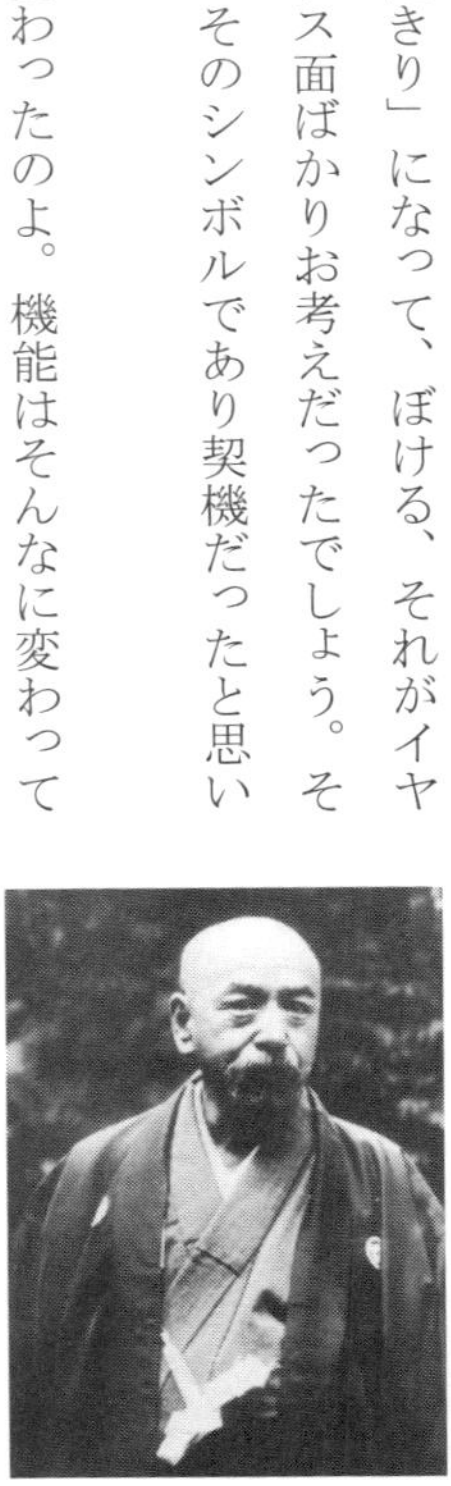

◆**萃点**　いわゆる「中心」とは異なり、非常に異なるものが互いにそこで交流することによって、あるいはぶつかることによって影響を与えあう場、といった意味の南方熊楠の言葉。

上田　ある病気によっては、たとえば脊髄損傷◆による完全対麻痺あるいは完全四肢麻痺の場合には絶対に歩けない。若い人が交通事故などでなります。けれども車椅子とか電動車椅子とか、手で運転できる自動車とかで社会活動をしている人はいくらでもいます。ですからそれは差し障りのある言い方ですね（笑）。

鶴見　そうですね。私も差し障りがあると思っているんだけれど、自分にとってはね（笑）。

上田　鶴見さんにとってはそれが一つのシンボルであり、萃点であった。いろいろなものが結集する点だった。そこが一つの焦点（focal-point）だったんです。だからそれ自体に意味があるだけではなくて、非常に広がる意味をもつということなんです。

鶴見　そうなのよ。それによって開けてきたのよ。可能性がここから開けてくるということなの。

◆**脊髄損傷**　外傷による脊椎の骨折・脱臼、過度の伸展・屈曲による脊髄の損傷。完全損傷では損傷高位により対麻痺（下半身麻痺、胸腰髄）または四肢麻痺（頸髄）となり、運動・感覚ともに回復しない。不完全損傷でも同様だが、麻痺の一定の回復の可能性がある。

自分と意見のちがう子どもを育てた父親への感謝——鶴見和子

「この家はおかしな家だな。小さな子どもまで、それぞれちがった意見をもっている」。父の友人のおじさまがいわれた。わたしたち四人きょうだいの一番年上のわたしと、一番下の弟の直輔とは、十五もちがう。したがって、教育をうけた時代が違うので、考えが異なるというのはあたりまえだ。しかし、それだけではない。それぞれの子どもが、小さい時から、父親と対等に口をきくことが奨励された。夕飯の食卓は、父のいるときにかぎってにぎやかであった。その日のできごとや、世の中のできごとや、読んだばかりの本のことや、政治の話や人生観など、どこから始まってどこで終るということもなく、話が展開する。意見が対立すると、とことんまでやりあわないとお互いに気がすまない。けりがつかないと夜更けまで議論がつづく。そんなとき、一番先に音をあげるのは、一番年をとった父であった。

「まことに申し訳ありませんが、眠る自由をお許し下さい」と父がいい出すと、みんな笑いながら、議論は明晩にもちこすことにして、今夜は「許す」ということになる。言論の自由は、それぞれが保有している譲渡すべからざる権利ではあるが、それぞれの年齢に応じた体力の許容度がある。「眠る自由」が「言論の自由」に優先するのは、自己主張に対して、他者への思いやりの歯どめが必要だということだ。このようなルールを、父は「眠る自由」というユーモラスな表現でそれとなく教えてくれた。

わたしたちの家では、「こうしてはいけません」、「ああしなさい」、と内容を限定した命令や禁止命令を下すのは、母親の役割であった。父親からは、一度も内容限定的な命令も禁止もされたことはない。子どもを叱るのも、もっぱら母親の役目であった。父親に叱られた記憶はまったくない。また父が母を叱ったのを見たことはない。父が家の中でおこったということを、わたしは一度も経験していない。おこるのは、いつも母であった。

「お母さんはいいよ。どんなにひどく叱っても、子どもはお母さんについていくんだから」といくらか羨望のおもむきをもって、父は嘆息したものだ。

いつも自分のしたいことはなにかを、自分でえらび、そのことをやりとおすように元気づけ、助けてくれたのは、父親であった。父がわたしを、どうしようもない我が儘娘に、意図して仕立てたのである。……


（『鶴見和子曼荼羅Ⅶ　華の巻』三九～四一頁）

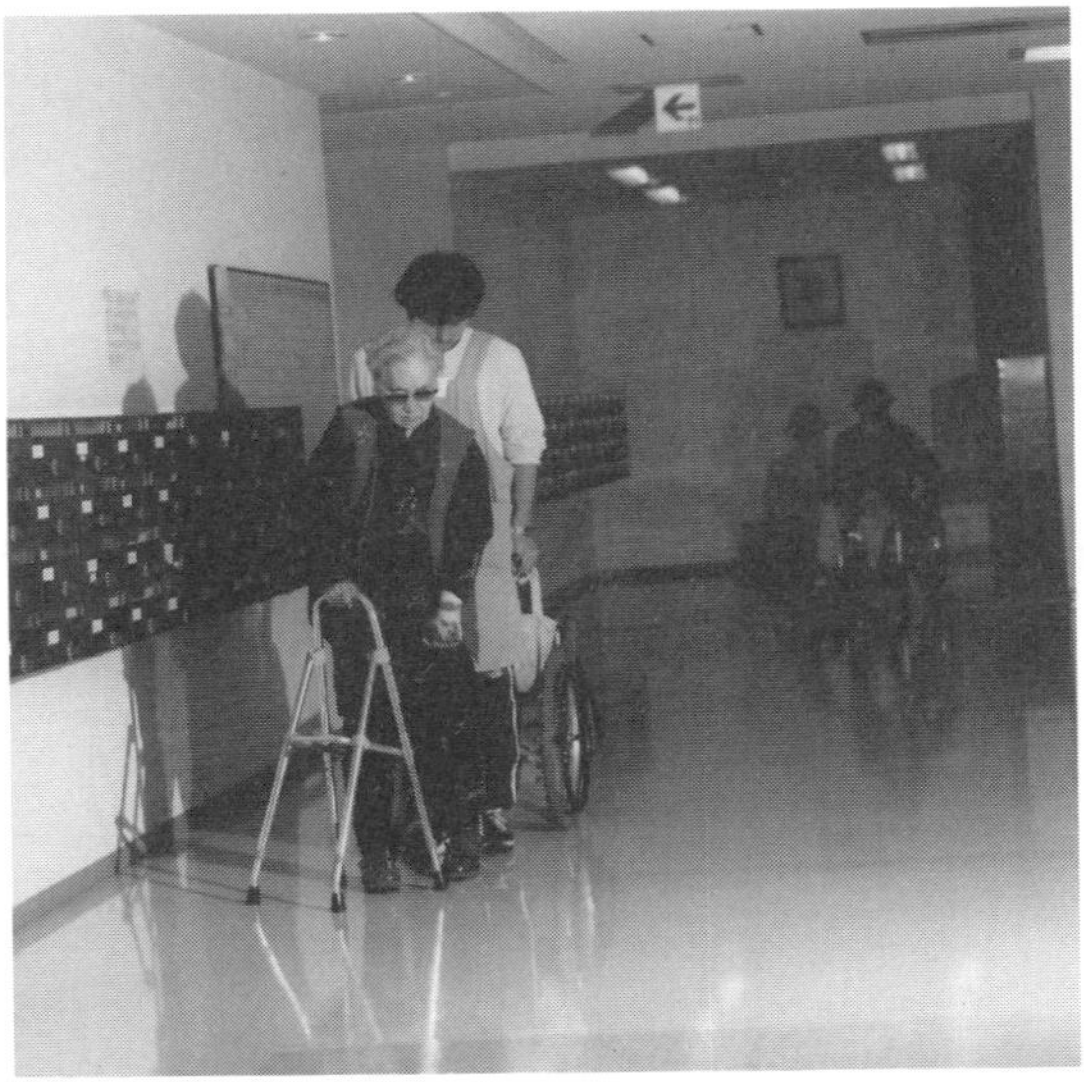

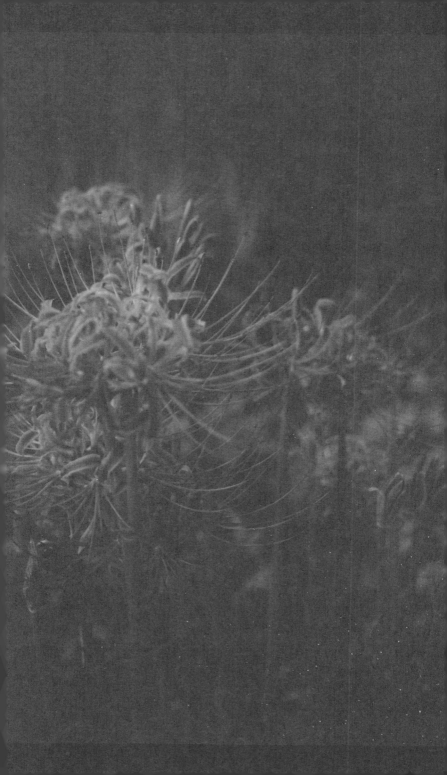

第３場

患者学のすすめ

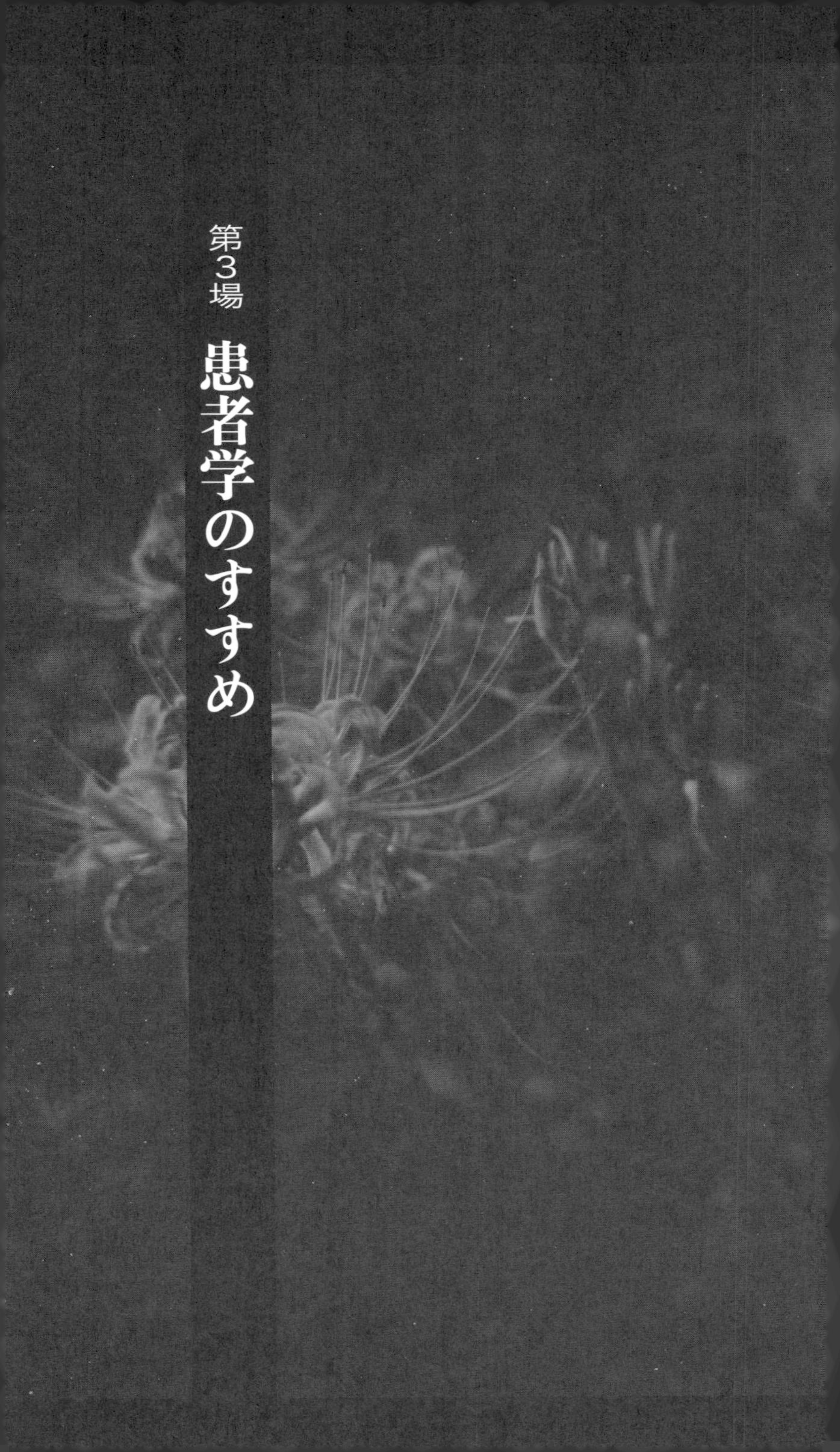

理想的患者は自己決定権を行使する

―― 旧リハビリと新リハビリとの違いをだいぶいろいろ話をしていただいたと思いますけれども、そういうことから、リハビリテーションというのは一体何なのか。上田先生が考えられるリハビリテーションとは何かということをお話しいただきたい。鶴見先生からは、最近、「患者学」という言葉もありますけれども、よい患者というのは、一体どういう患者なのかということをお話しいただければと思います。

上田 じつは「患者学」という言葉をいったのは私なんです。リハビリテーションという言葉は手垢がつきすぎているので、この対談を本にする時「リハビリテーション」という題名を主にしたら、自分が病気になって、その経過に不満で、もっといい方法はないかと思うような方がハウツー物として読むだけかもしれない。それから「内発的発展論」という題名を主にしたら、大変失礼だけれども、鶴見さんのファンしか買わない（笑）。だから副題にはそういうものを出してもいいけれども、主な題はものすごく売れるものにしましょうと。せっかくやるんだから、多くの人に読んでもらわなければしょうがない。それであだこうだと言っているうちに、「患者学のすすめ」っていいじゃないですかということになったんです。というのは、私から言わせれば、鶴見さんは患者の鑑なんです。模範的な患者。

鶴見　へえー、原理主義よ。

上田　原理主義にぴったり。日本の現実では悪い患者。日本の現実ではいちばんいうことをきかない患者。

鶴見　そう、もうけむったい患者なの。

上田　けむったい、いうことをきかない、こんなやっかいな患者はいない、下手に名が売れてるから扱いにくい（笑）。これが有名人でなかったらすぐ追い出しちゃうところだけれど、と。ところが私たちリハビリテーションからいえば理想的な患者さんである。自己決定権を行使する。自己決定権はすべての人がもってる基本的人権であると私は思いますけれども、ただ自己決定能力をともなってない場合が非常に多い。ところが鶴見さんは自己決定能力に裏づけられた自己決定権を主張しておられる。これは理想的な患者さんです。

　話を戻しますと、リハビリテーションというのは非常に誤解されている言葉で、本当に手垢がついてしまって、機能回復訓練だと思われている。現にテレビで映るのは、寝て足を上げたり下げたりとか、セラピストが足関節の拘縮◆を矯正していたりとか、せいぜい平行棒のなかで歩いていたりとか、そのぐらいのいかにも訓練的な場面ばかりですね。そう

◆**拘縮**　皮膚や筋肉（特に筋膜）、腱などの関節構成体以外の軟部組織の変化（短縮）によって生じる関節の可動域制限。原因のいかんを問わず関節を動かしていないと起こってくる。リハビリテーションでは廃用症候群の一部として起こることが多く、早期から予防を心がけないと矯正不能の状態にまで到ることが珍しくない。

いう「訓練」で、だから訓練がリハビリテーションだとしか思われていない。

　けれども本来の言葉の意味は、これも釈迦に説法でしょうけれども、権利の回復ということなんです。権利や名誉や資格の回復ということです。たとえば、ジャンヌ・ダルク◆のリハビリテーションがあります。ジャンヌ・ダルクが異端であるという無実の罪を取り消され、破門が取り消されたというのがリハビリテーションで、そのための裁判を行ったのがリハビリテーション裁判（復権裁判）と呼ばれる。あるいはガリレオ・ガリレイ◆が法王庁から地動説を取り消せと言われて、自分の説を取り消さざるをえなかった。あれは十七世紀前半のことで、それが二十世紀の終わりごろになって、いまの法王になってから、特別委員会を作って十年間審議をして、そしてあれはまちがいであったということを認めて、法王がガリレオのお墓に詣でてお詫びをしたということがあります。それがガリレオのリハビリテーションと呼ばれている。そういう全人格の根本に関わる問題で、人間の根本の尊厳とか名誉とか権利とかが侵害された場合に、それをもとへ戻すということがリハビリテーションです。

　リハビリテーションが医学に使われはじめたのは、一九一七年が最初です。その時も、そういう意味で使われていたので、けっして訓練というのではなかったんです。一九一七

◆ジャンヌ・ダルク（Jeanne d' Arc）
一四一一か一二～三一年。イギリス王家が北フランスを支配、正統の王シャルル七世が南フランスに退いていた時、少女ジャンヌが出現して神意を伝え、兵士たちを勇気づけ、一四二九年、オルレアンを包囲したイギリス軍を撃破した。そこでイギリス王家がジャンヌを捕らえ、一四三一年に宗教裁判にかけて焚殺した。一四五六年に復権裁判により異端であるとの無実の罪が取り消され名誉回復。一九二〇年、教皇庁はジャンヌを聖女に列した。

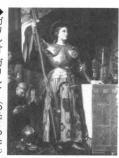

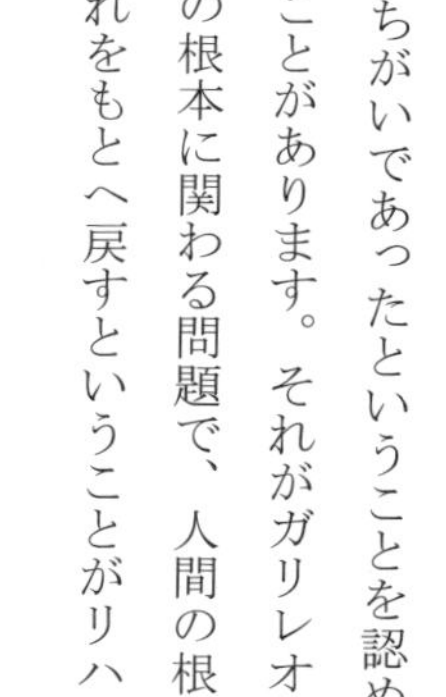

◆ガリレオ・ガリレイ（Galileo Galilei）
一五六四～一六四二年。ルネサンス末期のイタリアの自然学者、天文学者。一六一〇年、望遠鏡による天体

年、第一次大戦の終わりごろ、アメリカの陸軍病院に「身体再建およびリハビリテーション部門」◆という部門ができたんです。前半の「身体再建」は、「リハビリテーション」とは別でした。これらが「および」でつながれていた。身体再建というのはまさに訓練です。だけど「リハビリテーション」の方は社会復帰、とくに職業復帰です。傷病兵が軍隊から退役します。だけど職がなくて、すぐ失業者になってしまうというのでは、国のために犠牲になった戦傷兵に国が何も報いないということになりますから、社会不安も起こします。そういうことの対策として職業訓練をちゃんとやって帰す。そういうのがリハビリテーションの内容でした。

ですから職業訓練とか、職業に戻ることの世話とか、そういうことがリハビリテーションで、身体再建（機能回復）とは別だった。だけどその後の歴史のあいだに、だんだんそれが基本のように思われていってしまう。しかしアメリカで戦後すぐにリハビリテーションが医学の中で独立した時（一九四七年専門医制発足）には、基本はＡＤＬ、日常生活活動の訓練です。これはけっして麻痺の回復ではないんです。麻痺が回復しなくてもいろいろな方法を用いて、片手片足でも、あるいは両足がだめなら両手でそれを補ってでもいろんなことができますよというのがＡＤＬ訓練です。それが日本に入った。私もそういうものを日本に紹介し

の観察でコペルニクスの地動説に確信を抱くようになった。一六三二年に発表した『天文対話』によって異端審問所から断罪され、地動説を誓絶させられた。

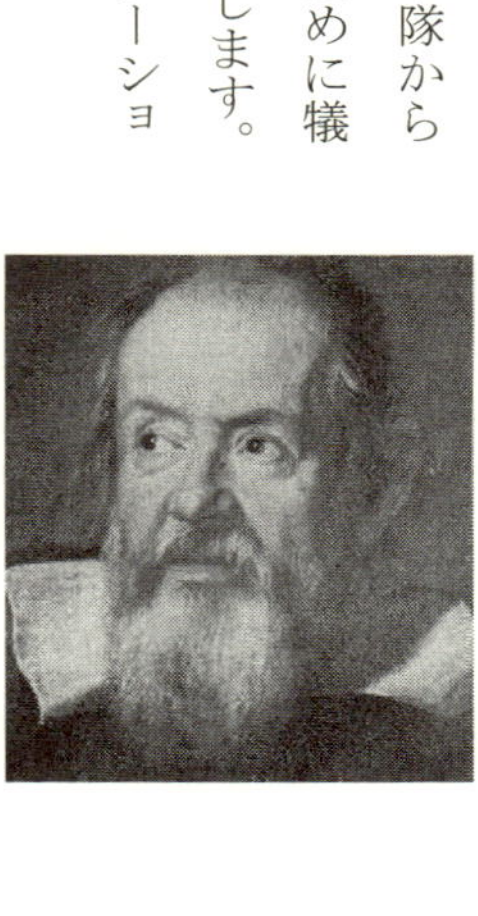

◆身体再建およびリハビリテーション部門（Division of Physical Reconstruction and Rehabilitation）一九一七年、第一次世界大戦の際にアメリカ陸軍軍医総監部の下に設けられ、モック（H. E. Mock）軍医大佐が責任者となった。これは医学の世界で「リハビリテーション」の語が使われたほとんど最初のことであった。

たつもりだったけれども、基底還元論的に受けとられて、要するに機能障害の治療医学だと思われてしまって変な方向に偏っていってしまった。古い治療医学の考え方になじみすぎてしまって、それから脱却できない。古い医療思想が骨がらみになっているんです。そういうものはリハビリテーションという言葉を使ってほしくない。それはまちがいで、もともとのリハビリテーションの本質ではないということを叫びつづけてきているんです。

じゃあ、そのリハビリテーションの主体はだれかということです。いままでの治療医学の主体は医師であり看護師であり、患者さんは客体（object）でした。ところがリハビリテーションでは患者さんが主体（subject）なんです。というのはなぜか。それはごく簡単な、歩く訓練ということを考えても、ほかの人が手とり足とりして歩かせるということで、歩く能力が回復するものではないでしょう。本人が歩く気になって、そしてかなり努力をして、注意をはらって歩かなければ、歩く能力というのはつかない。本人の努力が絶対不可欠だという医療は他にはあんまりないでしょう。

鶴見　薬を飲むのを忘れないようにとか。

上田　薬を忘れない。それからあなたは手術が必要ですと言われれば、これはインフォームド・コンセント◆ですから、なぜ必要か、そのほかに方法はないのか、薬では治ら

◆インフォームド・コンセント（informed consent）　医療において、医師から十分に説明を受けたあとでの、診療行為に対する患者の承認。

ないのか、手術の術式はどういう手術ですかということをよく聞いて、そしてマイナスの面も、こういう副作用も起こりうるということもよく聞いた上で、わかりました、そういう手術を受けましょうと同意する。しかし同意した後はふつうは意見を聞かれもしないし、言う余地もあまりない。あるいは癌の療法だったら手術療法か、放射線療法か、化学療法か、何もしないか、そういう選択肢のうちのプラス・マイナスをよく聞いた上で、じゃあ、私はこういう治療を受けましょうと選択（決断）する。これは選択については主体性をおおいに発揮してはいますが、それも選択までですね。

しかしリハビリテーションは、このような、いわば「点」としての同意や選択ではなくて、「線」としてはじめから終わりまで継続的に本人と専門家チームとが共同決定をくりかえし、共同作業としてすすめていくべきものです。私たちはそれを「本人の自己決定権をチームの専門性で支える車の両輪の関係」と言っています。

自己決定能力に裏づけられた自己決定権

上田　いま患者さんが対象ではなくて主体だということは、リハビリテーションが、すべて主体的にご自分でやっていくものでなくてはいけないからという例をあげましたけれども、根本的にはリハビリテーションが「権利の回復」であるというところからくるんです。人間のもつ権利はいろいろあるけれど、もっとも根源的なものは自己決定権です。これを抜きにした「人間らしく生きる権利の回復」などはあり得ないということです。

もう一つはリハビリテーションの目的といいますか、ねらうものが人生全体だからなんですね。体だけのことだけだったらほかの人にある程度まかせるということも可能かもしれないけれど、その人の生活とか人生ということになると、その人が一番よく知っていることです。外から見て、これがいいだろうといっても、さきほどのライスカレーの例ではないけれども、一般の人はライスカレーを嫌がらないので、なかには嫌な人もいるということがなかなか分からない。結局、生活や人生ということになるとその本人でなければわからないことがたくさんあるわけです。

したがって、生活・人生にかかわるプログラム（リハビリテーションではすべてがそうなのですが）を決めなければいけないというところでは、自己決定権を行使していただかなくてはいけない。ただ自己決定権は必ず自己決定能力に支えられていなければいけない。しかし自己決定能力というのは、子供であるとか、あるいは大人だけれども認知症◆状態になった人とか、そういう人の場合には制限されます。しかも、それだけではなくて知識の

◆**認知症**　後天的に獲得した知能が、脳の器質的障害によって社会的または職業的機能が妨げられるほどに低下した状態。多くは脳の広範囲な器質的病変に基づく。記憶、計算、見当識、判断力などの障害が主体となるが、狭義の知能だけでなく、自己の衝動の制御能力の低下、人格変化などを伴うことが多い。

量も大きく影響します。病気になった場合、それに関する知識の量はご本人と専門家とのあいだには圧倒的に差があります。ご本人はこれまでほとんど知識がなかった病気に生まれてはじめてなった。しかし専門家はもともと基礎知識をもっている上に経験としても何十人目か何百人目かの患者さんである。だから、蓄積されてる知識がたくさんある。知識の量には圧倒的な差があります。知識がともなっていなければ、自己決定権はなかなか発揮しにくい。

ただアメリカなどでは、自己決定能力がそんなになくても、まず自己決定権を主張します。自分に自己決定能力が足りないと思ったら、すぐ弁護士という形で代理人を立てて、ちゃんとした知識も必要ならば集めてやるという、権利を守るシステムがきちんとできている国です。それから権利を守らなくてはいけないという意識が、みんなに浸透している国です。逆にそういうところですと、リハビリテーションのなかで、自己決定権と自己決定能力の向上が重要だということは、あまり意識しない、あまり言わないですんでしまいます。

ところが日本をみると、私がアメリカで一年間だけ勉強して、帰ってきて、日本で逆カルチャーショックだったのは、いかに日本の患者さんは自分の権利を主張しないかということです。こちらが病気のことを説明しようと思っても……。

鶴見 ああ、もういいです、わかりませんから、と。

上田 私たちは素人でどうせわかりませんから、よろしくお願いします、という。よろしくといっても、何がどうよろしくなんだかわからない。自分の人生のもっとも根本的なことを、ひとの手に委ねてなんとも思わないような社会に、私は本当に驚いてしまったんです。だけどリハビリテーションをちゃんとやるためには、自己決定権を発揮してもらわなくてはいけない。そうすると自己決定権の自覚と、それを支える自己決定能力をもってもらうということ自体を、リハビリテーションの目的として、日本では意識的に組みこんでいかなければいけないということに、だんだん気づいてきていたんです。そこに鶴見さんのような模範的な自己決定能力をそなえた、自己決定権を主張する方と出会ったんです。日本人にもこういう人がいるんだと。これは日本人はだめだと決まったものじゃないということが、私としては非常にうれしかったんです。

鶴見 おそれいります。私もうれしかったわよ、こういうお医者さんがいるかと思って。

上田 アメリカでは、医者はそんなに本気で取り組まなくても、患者さんがどんどんそれを実践してるから、自己決定権の尊重ということはもう常識なんです。

鶴見　だって、驚いちゃうわよ。私、薬は自分で管理して、それでここの診療所の所長の先生も必ず相談してから、下さるのね。あなたはこうだから、これは減らしましょうとか、これを多くしましょうとか。このごろちゃんと薬に効能書がついてくるの。だからそれをちゃんと読んでね。

上田　それはアメリカの話でしょう。

鶴見　いいえ、ここの診療所。わりあいと古くからの若い女の薬剤師のときは、なんのまちがいもなかった。ところが薬剤師が代わったら、薬をまちがえるの。それで私がびっくりして、まちがいですと、その薬剤師にいうと、その人がびっくりしちゃうの。それでどうしたらいいかって相談したら、婦長にいうのがいちばんいいと。それで婦長に言ったの。それでも何回もまちがってるの。それで私、ほかの方を見てると、薬はあっちから出してきて、はい、これを飲みなさいと言われて、自分でごらんにならないようだけれど、あれでまちがいないんでしょうかって言ったの、悪いけれど。

上田　それは恐ろしいですね。

鶴見　それがふつうらしいわね。私みたいにいちいち抗議申し込んで、この薬は多すぎるとか、半分ずつにしましょうって先生と約束したはずなのに、半分になってないとか、そんなことをいちいち言うのよ。だから私、嫌な患者だと思ってると思う。

上田　いや、でも本当はそうでなくちゃいけないんですよ。そういうことで、それこそ医療過誤なんていうのもだいぶ防げるはずですよ、そういう権利を意識して、権利を主張すればね。

鶴見　まちがいがいろいろあるからね。

上田　それはありますよ。望ましいことじゃないけれども。

鶴見　驚くべきまちがいがあるから。だから自分の意識がはっきりしてたら防がなく

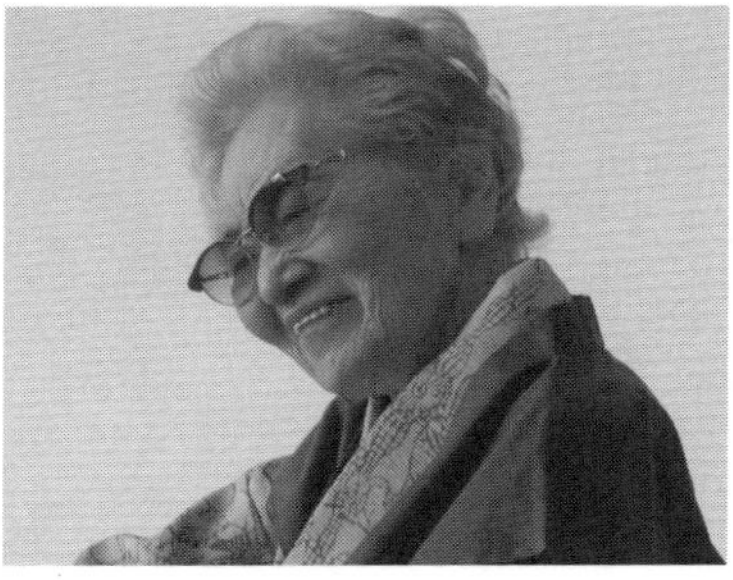

てはいけないわね。どうして、すーっと持ってきたものをそのまま飲めるか、よくわからない。このごろは薬剤師がまた代わったから、そういうことはなくなったけれど、一時、私とても気になったの。自分はこうやっていちいち言うけれど、ほかの方はどうしていらっしゃるのかなと思って、ひとのことまで心配になったの。

自己決定権を育てない日本の教育

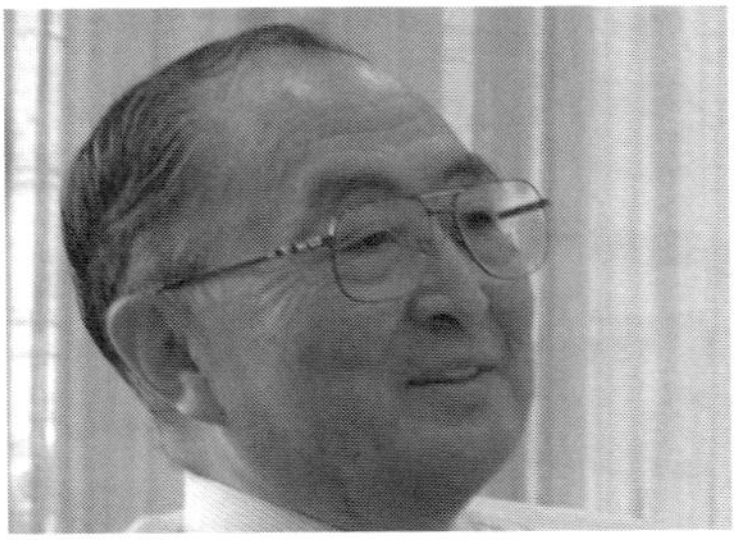

上田　日本でどうして自己決定権を患者さんが主張しないかというと、一つは、いち

ばん根本的には日本の文化そのものであり、教育が個性や権利を伸ばすということはなくて、いかに決まったルールを守ることを教えるかということだけになっているということだと思うんです。だけどそうなると、もう運命論的になって、今さら何をやってもダメだということになってしまうので、そうではなくて、医療の場合に限っていえば、やはり医療そのものが患者さんの意見を聞くとか、尊重するということをやってない、やってこなかった。

鶴見　それで患者の方もめんどくさいのよ、それをいちいちやるのは。

上田　鶴見さんでもめんどくさいですか。

鶴見　いちいち電話をかけて、異議を申し立てるなんてちょっとめんどうね。だから両方が悪いんだと思う。でも自分の命だからね。

上田　しかしリハビリテーションは、ご本人と我々専門家とが協力してやることによって本当の効果が上がるので、患者さんに自己決定権の意識をもっともってもらいたい。そしてそれを裏づける能力がちゃんとなくてはいけない。能力をどうして養うかというと、リハビリテーションの過程はけっこう長いから、その過程ごとに情報を十分に提供して、そしてディスカッションをして、疑問があればちゃんと答えてという、それをやること自体が教育のプロセスだと考えています。

鶴見　先生は、リハビリテーションは教育、診療、研究の三位一体といっていらっしゃるけれど、一番大きい作用は教育だと思うわ。これはいちばん高次の教育ですね、お互いの。

上田　それは私の言ってる三位一体とはちょっと違った意味で、リハビリテーションの治療、診療そのもののなかに患者さんや家族の教育が入ってるということですね。それは全くその通りです。ただ私がこの本（『科学としてのリハビリテーション医学』）で教育と診療と研究の三位一体といったのは、学生の教育、若い専門家の教育という意味です。専門職の教育ということです。

でも診療のプロセスそのもののなかに、患者さんと家族の教育が入っているというのは本当にその通りです。これはいま、なにもリハビリテーションだけではなくて、医療全体がそうならなければいけないんですけれども、リハビリテーションはその点でいちばん先端にいってると思います。患者さんが受け身で、おまかせしますではすまないということがはっきりしていますから。

しかしほかの医療だって実はおまかせしますといって、薬さえまちがわずに飲んでくれれば、それで効果が上がるというだけではなくなっています。たとえば糖尿病◆だったら、

◆**糖尿病**　インスリン作用不足によって生じる、慢性の血中ブドウ糖濃度の上昇（高血糖）。三大合併症として網膜症、腎症、末梢神経障害がある。

一日これだけの食事のカロリーを制限して、その代わりこれだけは歩きなさい、運動をしなさいとか、生活習慣病◆と言われるものは、だいたい患者さんのそういう努力が要求されるようになってきている。ただ、その努力というのは本当の心がけぐらいでだいたいすむものです。リハビリテーションの場合にはもっと細かいところまで工夫をしたり、それこそ稽古をしたり、稽古というのは自分で工夫することをふくむということで、訓練と違います。それこそ内発的なものがお稽古ですね。

鶴見　コーピング・スキル◆ですね。

上田　既存のコーピング・スキルの学習であると同時に、それを通して、自分で新しいコーピング・スキルを発展させていく能力をつくるということの両方です。さらにリハビリテーションで大事なのは、「どのような新しい人生をつくるのか」という大目標、これを目標指向的アプローチでは「主目標」といいますが、それを決定する（専門家チームが呈示する複数の選択肢の中から選択する）のはご本人だということです。ご自分の人生ですから自分で選んでいただかなければならない。それを我々専門家は専門性をもってサポートしていこうということです。こういう永続的な協力関係のことを私たちは「インフォームド・コオペレーション◆」と呼んでいます。これは「インフォームド・コンセント」を前

◆**生活習慣病**　糖尿病、動脈硬化その他の循環器疾患など、その誘発因子が日常生活習慣に内在する症候群。成人病に代わって用いられるようになっている言葉。

◆**コーピング・スキル**（coping skill）　コープ・ウィズ（cope with）とは「対処する」「うまく処理する」という意味で、何らかの困難にぶつかってその困難を排除してしまうか解決しきってしまうことができない場合に、それに負けずに、うまい方法でそれを処理し、それが完全にはなくならなくてもそれによる損害をなくし、むしろプラスの方向に向けること。コーピング・スキルとはそういう技法・能力。「困難対処技法」とでもいった意味。現実面での技法と心の中の対処技法とがある。

◆**インフォームド・コオペレーション**（informed cooperation）　専門的な見地から、実現可能な選択肢を提示して、患者に十分な説明をしていきな

●主目標とその他の目標

目標指向的アプローチは障害の分析の上に立って総合を行うことから出発し、障害の各レベル（階層）間の相対的独立性と相互依存性をはっきりと把握して、その両方をふまえ、それらを統合したアプローチである。またそれは分立的分業ではなくて協業に立って行われるものである。

図に目標指向的アプローチの進め方を示したが、ここで、中の枠である横長の四角は患者・障害者のもつ問題を示す。ここには疾患（健康状態）、心身機能・身体構造の問題、活動の問題、参加の問題がある。

目標指向的アプローチでは主目標を重視し、主目標からその他の目標を決める。「参加」レベルの目標である「主目標」、すなわち「どのような人生を創るのか」を最優先・最重視し、まずそれを優先的に設定してから、逆にそれを実現するために必要な「活動」レベルの目標Aを決め、次いでその目標Aの実現のために必要な機能障害レベルの目標B&Sを決めていく（図中の上部の横長の四角）。この点が機能障害から出発する「基底還元論」的な考え方とは根本的に異なるところである。

「活動」レベルの目標Aはこのようにあくまで主目標によって決定されるものであるが、同時にそれは主目標（が示す人生）の具体的な内容をなす一日全体の生活行為のそれぞれについての目標でもある。すなわち主目標と目標Aとが一体になって、目標とする生活像が具体的に示されるのである。したがって、目標Aと主目標とは表裏一体であり、実際上同時に決定されるものである。（上田敏）

（『科学としてのリハビリテーション医学』八三～八四頁）

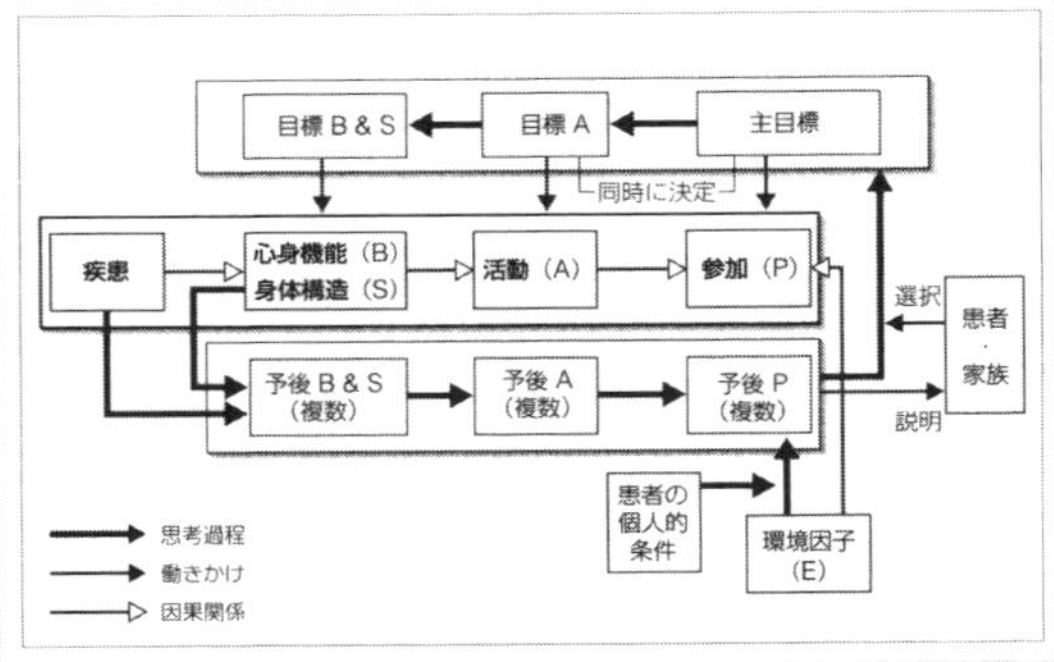

目標指向的アプローチ（大川、上田）

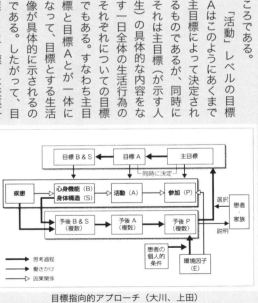

提として、それをさらに深め、前進させたものだと思っています。

実はこれは一般の医療でも同じなんです。これからの大きな課題はどうしたら一般の医療のなかで、権利をうまく主張するような患者さんを多くしていけるかということなんです。これは本当に掛け値なしに、二十一世紀の課題だと言っていいと思います。二十世紀までは、日本の医療は本当に一方的で、患者さんは受け身なものですんできたけれども、それではもうすまなくなってきた。だから医療に携わる人間はみんな、患者さんも専門家も両方とも患者さんの権利を尊重して、同時に広い意味の教育をして、知識を増やしてもらうことを心がけないと、これからの医療はやっていけません。それをどうしたらいいか。そのへんは、本当は唄孝一◆先生などと話し合うことになるテーマだと思います。ただそういう点では、鶴見さんのような模範がいるということは、こちらとしては心強い。

鶴見 いや、模範じゃないですよ。私は先生と大川先生のおっしゃることを、じつに忠実に、厳密に守ってるだけですよ。

上田 でもそれは納得していただいたからで、納得しないものはやらないでしょう。

鶴見 それはもちろんそうです。

がら、患者自らに選択（自己決定）してもらうこと。この際に、患者自身が気づいていないプラス面の可能性を具体的に提示することが重要である。また、その過程において患者自身が現実的で効果的な選択をする能力（自己決定能力、問題解決能力）を高めていくことができる。

◆唄孝一（ばい・こういち）一九二四〜二〇一一年。民法・医事法学者。日本の医事法学の草分け、インフォームド・コンセント論の第一人者。『医事法学への接近』『臓器移植と脳死の法的研究』『脳死を学ぶ』他。

理想的患者とは？

上田　よき患者、理想的患者というのはどういうものなんでしょうか。

鶴見　私にはわからないわ。

上田　自分があまりよすぎるからわからない（笑）。鶴見さんは患者学を必要としない。

鶴見　いや、患者には、医師とかリハビリテーションの療法士とか、それを選ぶ権利があるというのが、私が一番主張したいことなんです。だって患者は一つの病院に行って、一人の先生に会ったら、宿命だと思ってるの、みんな。これはだめなの。自分がお金を払ってその病院に行くんじゃないの。だから自分が選ぶのよ。教師は学生に選ばれるのよ。

上田　全くその通りです。いままでは資源の過少性だったんです。リハビリテーションができるところが少なすぎたんです。そうすると選ぶ権利はありながら、現実には選ぶ方法がなかった。だから権利の名目だけで実体がなかった。これからはだんだんそれが可能になる。そういう豊かなものをつくりたいんです。なりつつあるんです。

鶴見　それから患者がその気にならなきゃだめ。

上田　そうそう、その気にならなきゃ。権利を主張しなくてはだめなんです。

鶴見　パーソンズ◆なんかも、医者と患者との関係というのを非常に面白く、一つの社会学的考察として出してるの。

上田　パーソンズは医療社会学の創始者であり、きびしいパターナリズム批判をしたという点で学ぶところが多いと思います。マートン◆も面白いですね。彼の偏見と差別とに四つの組合せがあるという説は病気や障害のある人への偏見・差別を考える上で非常に刺激的です。しかし静的に過ぎるようにも思い、もっとダイナミック（動的）に考えるべきではないかという意見を述べたこともあります（『リハビリテーションを考える』青木書店、一九八三年、二〇〇頁）。

鶴見　ええ。だから患者と医師との関係を、リハビリテーションから先生は「インフォームド・コンセントからインフォームド・コオペレーションへ」（『科学としてのリハビリテーション医学』一七〇～一七二頁）という表現で書いてくださっているけど、こういうふうにいけばいちばんいいのよ。

◆パーソンズ（Talcott Parsons）　一九〇二～七九年。アメリカの社会学者。アメリカ社会学の経験主義偏重を批判、理論と調査の総合をはかり行為の一般理論を提唱した。『社会的行為の構造』他。

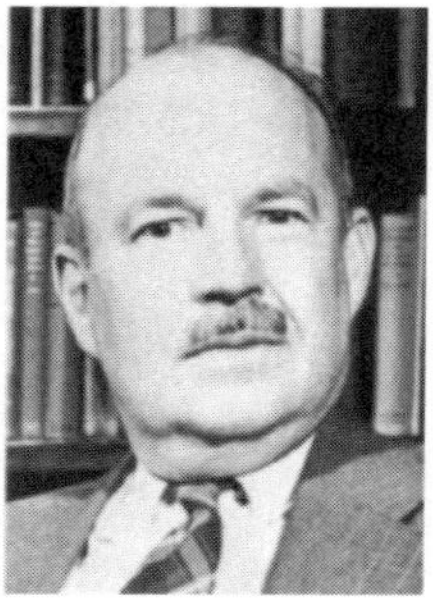

◆マートン（Robert King Merton）　一九一〇～二〇〇三年。アメリカの社会学者。機能分析の提唱が代表的である。『社会理論と社会構造』他。

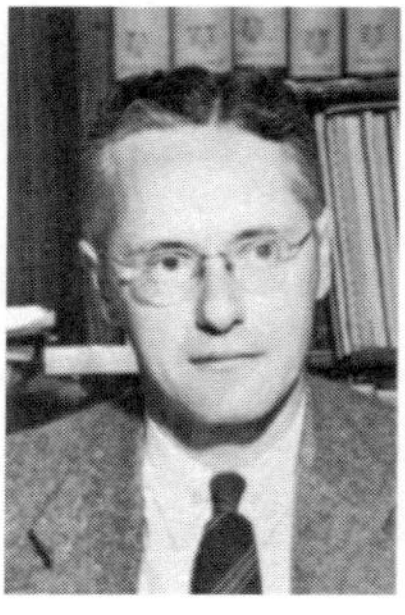

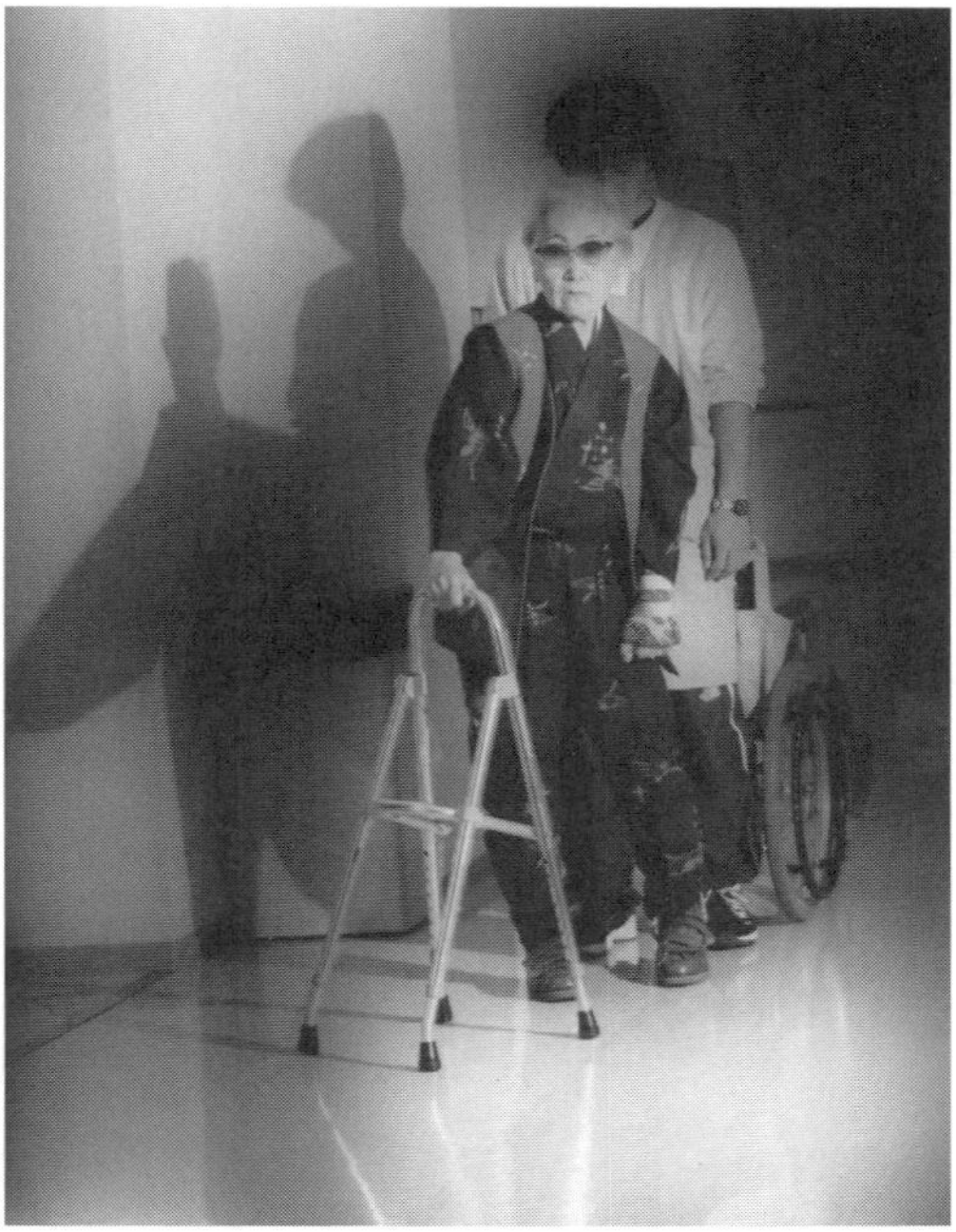

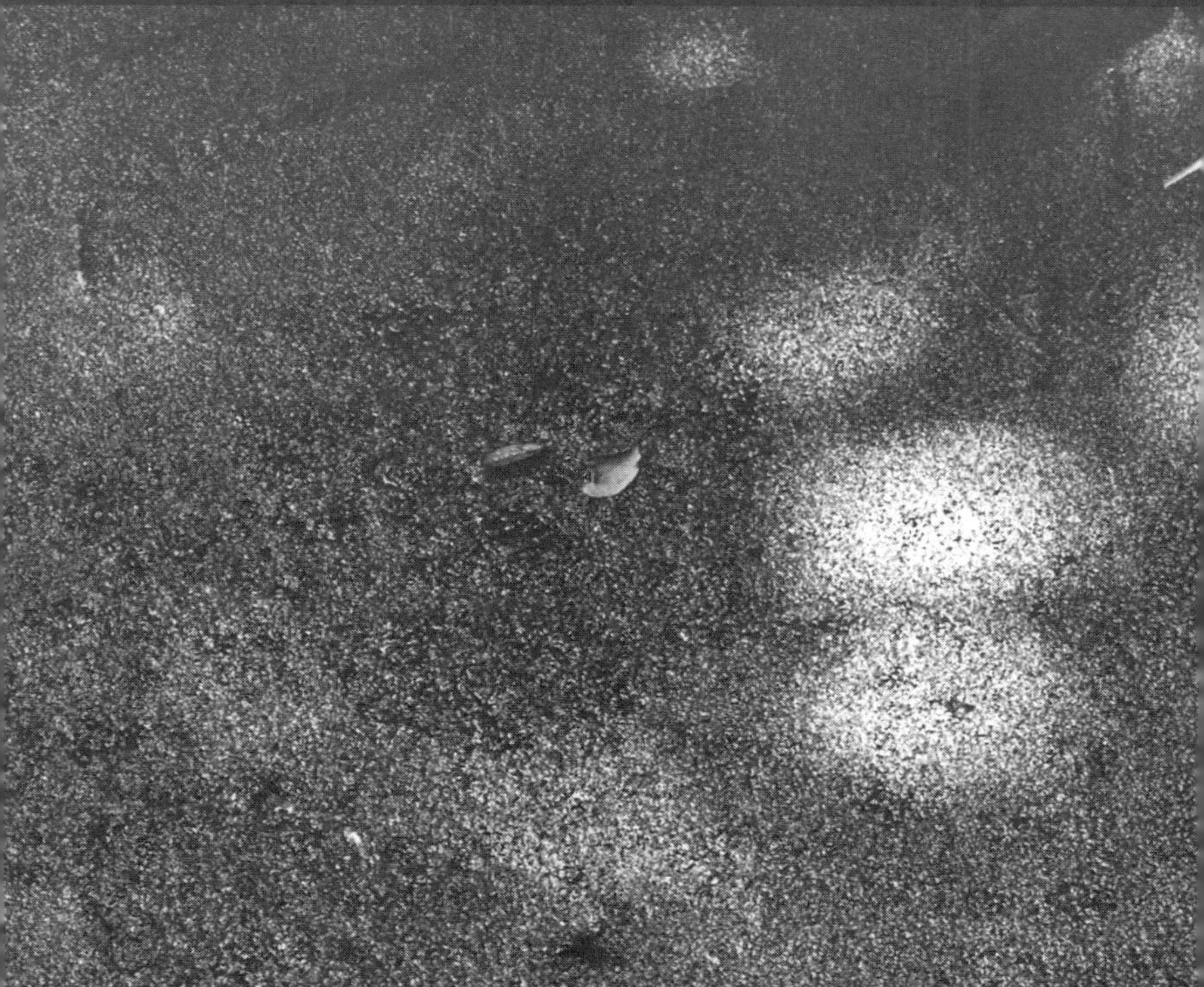

第4場 リハビリテーションの科学モデル

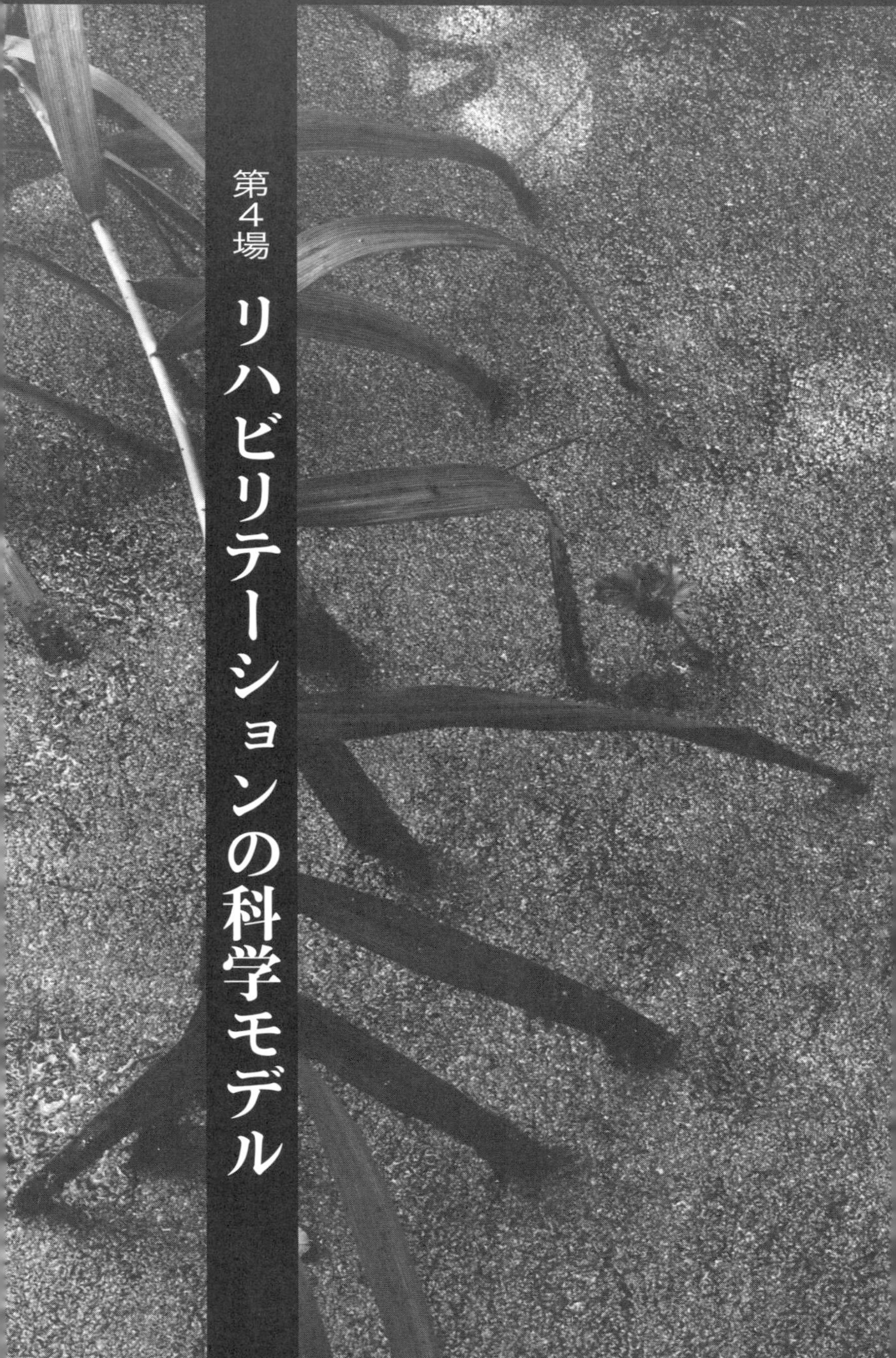

患者と医者がともに変わる

――最近、上田先生が『科学としてのリハビリテーション医学』というすばらしい本を出され、その本を鶴見先生が読まれまして、いくつか質問もあるし、ディスカッションしてみたいということですので、そちらの方に移りたいと思います。

鶴見 それでは、コオペレーションの問題について。私は先生の言っていらっしゃる「科学としてのリハビリテーション」、科学の方法論は十七世紀の方法論でいまでも考えられているけれど、それに対して先生のこのご本を読んで、二十一世紀の新しい科学方法論が先生のリハビリテーションの中核だと思うようになったんです。それはインフォームド・コオペレーションの問題に関連しています。というのは、十七世紀の科学というのはニュートン力学◆ですね。これが基礎になっていた。ニュートンがあつかっていた対象は、天体という非常に大きな物体だったんです。それで人間は外にいたんです。空にいるものと自分とを切り離して、さっきおっしゃった、客体と主体、観察者と観察されるものとは全然違う世界にいるんですね。だから外側から対象をみる、そのことによって客観性が保たれる、そういう客観主義でした。

◆**ニュートン力学** 巨視的物体の運動に関する物理法則を中心とする理論体系。ガリレイに始まる。自然現象を物体(物質)と運動(とその原因としての力)との関係だけで眺めようとする力学的=機械論的自然観。

ところが、インフォームド・コオペレーションになりますと、二十世紀の前半から起こってきた量子力学◆になると、物理学はニュートン力学から量子力学へ非常に大きな転換をしました。というのは、量子力学では観察者が対象に介入しなければ観察ができない。ところが介入することによって、見えなくなるものと見えるものがある。つまり波動を見ようとすれば点は見えない、その位置を見ようとすれば波動は見えないという、それが相補性の原理です。そうすると介入という問題が出てきて、じゃあ、客観性をどうするかということについて非常にむずかしい問題があって、これはまだ結論が出てないんです。その観測の理論というものが出てくる。

先生のこの協業、インフォームド・コオペレーションのなかに、さきほどもたくさんそういう問題が出てきましたけれど、医師は医師、それから療法士、それから看護する人、看護士、それから家族、いろんな人たちがいっしょになってやる。そうすると、患者自体が変わってきますね。変わらなければ決定論です、はじめから終わりまで同じという。それでは困るから介入することによって変わってくる。そうすると、さっきもおっしゃいましたように、お医者さんも療法士も介入することによって自分が変わってきます。それだけいろんな知識も増えるし、わかってくる。そうすると自分が変わってくる。両方が変わっ

◆量子力学　分子・原子・原子核・素粒子などの微視的物理系を支配する物理法則を中心とした理論体系。一九二〇年代に完成。物理系の状態には線型空間内のベクトルを対応させ、物理量にはその上の演算子を対応させるという抽象的構造を持つ。不確定性原理を基本とし、観測値の予言は一般に確率的に与えられるが、状態の時間的変化を記述するシュレディンガー方程式は因果的である。

てくるんですね。

そうするとこれが介入の理論になると、客観性はどこにあるかという大きな問題がでてくる。先生はさまざまな症例をお使いになって、それを厳密な形で統計学◆的、推計学◆的手法を使って、客観性を高めていらっしゃる。こういう形で客観性が高められるということは、もちろんあります。けれども、両方が変わるということが非常に大事なんですね、相手に関して。つまり社会科学のなかでは、いつでも外側からみてるんです。だけど私は水俣調査で水俣の人たちを調査に行って、自分が変わったんです。だからそのことをみると、これが本当に科学的、客観的であるかどうか。もちろん統計学的な手法で結論がでてくるということもたくさんあります。だけどそれだけじゃないんです。自分の学問の方法、やり方、それから相手に対してどれだけ貢献できたか。それは自分が学んだことの方が、相手に対する貢献よりも多いんです。

だからこのバランスシートは決着していません。そういう点では忸怩《じくじ》たるものがあります。だけどいままでのやり方の社会科学の方法論では、この問題をちゃんとつかんでないんです。そこを先生がはっきり示してくださっている。両方が変わるんだよと。そしてしかもそれを科学的に仮説を検証できるんだよという道を示してくださった。それが私は、

◆**統計学**　数量的比較を基礎として、多くの事実を統計的に観察し、処理する方法を研究する。

◆**推計学**　母集団の特性を記述する種々の統計量から選ばれたものの確率分布をみて、母集団のパラメーターの推定を考えたり、統計的な仮説の検定を行う。推測統計学ともいう。

二十一世紀に向けての科学としてのリハビリテーション医学なんだ、ということを先生が示してくださったように思うんです。その点はどうでしょう。

上田　そのように高く評価して下さることは大変光栄ですし恐縮します。その上で申し上げるのですが、お話には大筋では完全に賛成できるんですけれど、細かいところでは、そうにわかには賛成できないところがあります。

一つは科学論として、量子力学で観測問題というのはもちろん大きな問題です。しかしそれはたんに、ああいうミクロの世界になると、たくさんのパラメーターをマクロの世界に属する観測装置で同時に観測することはできないという問題ではないかと思います。観測という行為自体が本当に起こっていることに干渉しているのかどうかは疑問です。しかし仮に干渉が起こっているとしても、ミクロの世界の客観的なものをマクロの世界の客観的な測定機械で測定しているのですから、結局はすべて客観的なことだともいえます。ただこれは哲学者が多いんですけれども、測定ということは主観的な人間のアクションで、それが実体であるミクロの世界に影響をおよぼすかのようにいって、それをどんどん拡張していって、この世界は主観でつくられていると主張するところまでいってしまう論があります。それは大きなまちがいだと思います。それはきわめて非科学的な論で、不可知論であるか、あるいは主観的観念論になってしまう。

それと、われわれがやっている、患者さんと専門家チームとの相互協力とか、相互作用(interaction)とは全然別な問題として考えるべきだと思います。量子力学をここでもちだすことは、私はおかしいと思うんです。量子力学はあくまでも客観的な世界を測定する。ミクロの世界をマクロのもので測定するというときに、影響を与えてしまうのではないかという問題でしょう。マクロのものをマクロのもので測定する場合、たとえば、天体を望遠鏡で測定するという場合には、桁が違いますから影響は与えない。じつは与えているのかもしれない。けれども、それはまったく無視しうる程度のものであるといったことですね。

私は一応、理科の人間の端くれとして、やはり客観的な自然の法則性というものはちゃんとあって、その法則性を人間が認識する仕方に限界があるということであって、自然の法則性に人間の主観が影響するというものでは絶対にないと思います。

鶴見さんも一種の比喩としておっしゃったんだと思いますから、あまりこだわるのはおかしいのでこの位でやめます。

リハビリテーションを患者さん本人と専門家チームとの共同作業として、インフォームド・コオペレーションとして行っていく。そのなかで患者さんの状態が変わるだけではなくて、治療する側にも変化が起こる。それはおっしゃるとおりです。おっしゃるとおりだけれども、そのへんももうちょっと厳密に考えたい。つまり専門家がリハビリテーションにたずさわると、経験が蓄積し、時には基本的なものの考え方にまで変化が起こってきます。しかし、それを個人にとどめずにその専門全体のものにしていくことが大事です。個人の経験を普遍化することです。そのためには理念的な議論も大事ですが、やはり「決め手」は、統計学的に整理して、推計学的に有意差を検討した、そういう証拠(evidence)を積み重ねていくことで、こういうやり方は効果があるということを出していくことです。しかしそれはまだ限界がある。患者さんの(非常に大事な面かもしれないけれども)ある一面のみを切ってみてるだけです。一面だけでものごとを決めるのは危険です。ですからわれわれはそういう切り口をたくさんつくりたいんです。

評価基準の多様性

上田　一つの切り口だけでやってしまえば、それがどんなに正しい、いいやり方であっても、おっしゃるとおり、決定論になってしまう。たとえばいろいろな統計をとって、パラメーターとして患者さんの年齢であるとか、麻痺の程度であるとか、健康な側の筋力の程度であるとか、いろんなことを測って、この人はこれから訓練をやっていって、将来歩けるか歩けないかということを推定できないか、というような予後に関する研究はたくさんあります。けれどもそれは、さきほどの話に戻るけれども、歩くというのは全体としての人間の生活の一つの面であるだけだから、歩ける歩けないということは大きく影響するけれども、それだけでその人の将来というものを判断するわけにいかない。それは一つの切り口でしかみてないからです。もっとたくさんの切り口で見ていって全体像に到達したい。総合的な法則性ということですね、これは。こういう状態にこういう働きかけ方をすればこういう結果が得られるという法則性を、いろんな角度からみた、また生活機能と障害の構造からみた、各レベル間の相互関係（相互依存性と相対的独立性）を正確にとらえるような法則性をたくさん見つけていきたい。

たとえば、Aという患者さんとBという患者さんがいる。Aの患者さんのときには、たくさんある法則のうちの一番と二番と三番の法則が非常に大きく効く、そういう特性をもっておられる。ところがBの患者さんのときには、一番は共通だけれども四番、五番、の法則が大きく効いている、そういう違った切り口でその方のことを評価し、プランをすればいい結果が得られる。実はこれが個別性と個性を尊重するということだと思うのです。個別性と個性を単にムード的あるいは精神論的に尊重するというのではなくて、科学的な裏づけをもって尊重するためにはこういう法則性をふまえることが必要です。特に予後、つまり将来の予測にかかわる法則性というのは非常に大事ですね。

いままでは切り口があまりにも少なく、さきほどの階層論的にいって、いちばん低いところの階層（心身機能）しか見ようとしてなかった。私が切り口といっているのは、心身機能のレベルであってもいくつもの切り口がある。それだけではなくて、活動のレベルでもいろんな切り口がある。切り口というのは測定するパラメーターといってもいいです。それから参加に関してもいろんなパラメーターがある。パラメーターをたくさんもっているということと、そのあいだの相互関係を構造的に把握しているということがありますと、鶴見さんなら鶴見さんという方の今後のリハビリテーションを進めるために必要な評価というものを、まちがいのない、鶴見さんにとってどんぴしゃりと合うような切り口に重点をおいて評価して、そしてあまり関係のないところは重視するにはおよばないというふうにする。それは一つ一つ全部法則に裏づけられているんです。

行き当たりばったりに考えているわけではなくて、われわれは鶴見さんのもっている多くの特徴、左手が動かないという特徴、左足が動かないという特徴、そのほかの特徴、しかしたとえば言語障害はない、知的なものは平均以上に高い、これまでの人生では、知的に生産的なお仕事を積極的に進めてこられた、またライフスタイルとしては和服を好まれる、外国にまで和服で行っておられた、とかそういう特徴を総合して鶴見さんをとらえて、そういう場合のリハビリテーションの仕方を考える。実はそれは鶴見さんの陰に、そういう鶴見さんの特徴のある一部を共通にもっている人が何百人といる、そしてそれにはある法則がある。また別の特徴を共通にもっている人が何百人といて、その人たちに共通の特徴（法則）があるということなのです。そういう多数の様々な法則のユニークな組み合わせが鶴見さんの法則なのだといえると思います。その法則が一つだけ、つまり一つの切り口だけでしかみないと、軍隊式になってしまう。しかしたくさんの評価基準をもっていて、たくさんの切り口をもっている。しかもそれらが心身機能と活動と参加（生命と生活と人生）のすべてにわたっている。その特定の組み合わせ、鶴見さんにもっとも適した組み合わせに立って鶴見さんの現状と将来を評価する。そうするとたくさんの人を背景にもっていますから、科学的に（少なくとも客観的に）できて、そしてその特定の組み合わせにおいては、鶴見さん特有の状態が把握できて、それを出発点として、方向を決め、プログラムを行っていくことができます。

そういう鶴見さんにもっとも適したと思われるプログラムを実施して、当然いい結果が得られるものと期待するわけです。しかしいい結果、悪い結果というものさしもなかなかむずかしいんです。だれがいいというか。最終的には本人によかったと言ってもらうのがいちばんになるんですけれどね。それにしても本人だけだと、昨日はいいと言ったけれども、次の日にはあれは悪かったと言われることもないではない。主観的なものだけだとそうなるおそれがあるから、主観的なものをいかに客観性を保って測定するかということも大事な学問的な課題になります。

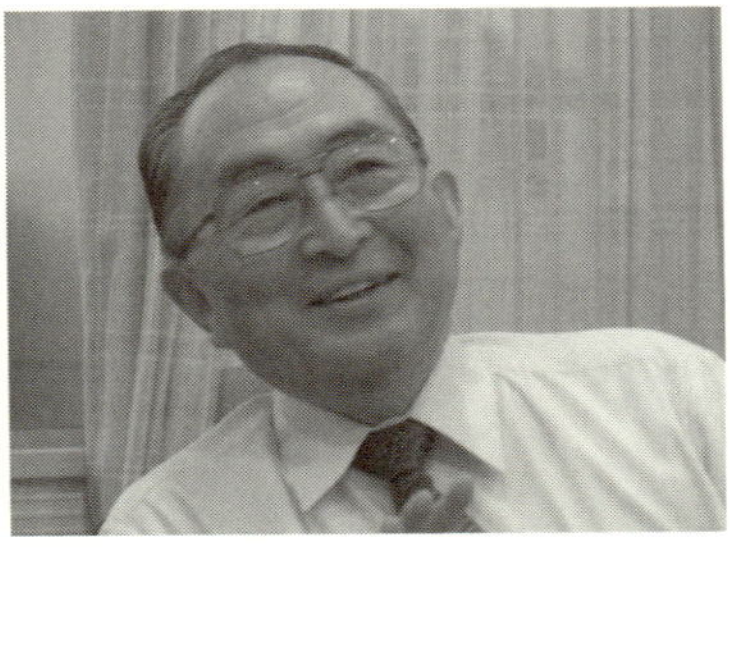

そしてそのプログラムの結果自体をたえずチェックします。それこそ一日やって予定した結果が出たか出ないかで、その方針が正しかったか正しくなかったかということがわかりますから、その次の日は、その方針を、必要があれば変えていきます。毎日毎日がある意味では実験なんです。実験だから予定した結果が出ればその方向で次の日も進めていいし、少し違っていれば工夫をして少し変えるというやり方をしていきますから、われわれのプログラムは患者さんが変わっていくと同時に変わっていきます。これは完全な相互作用です。

じゃあ、それによってわれわれの存在そのものが変わるかというと、変わるんです、長期的には。ただ一人の患者さんですぐに大きく変わるわけではない。百人の患者さんをみる、あるいは少なくとも五十人の患者さんでみたら、これは決定的に変わります。こっちの考え方が変わる。ですからそういう臨床的なプロセス、それをこの本（『科学としてのリハビリテーション医学』）で私は臨床医学◆の論理といっています。臨床医学は、物理学や化学のような科学ではないけれども、臨床医学というものは独特の科学性をもっているというように言っているわけです。いま言葉で説明するとなかなか複雑になってしまって、わかりにくいけれども。

◆臨床医学　基礎医学（病人に直接触れることはなく、医学の基礎的知識を研究する）に対応する言葉。実際に患者に接し、これを観察研究し、治療する医学。

プロセス・モデル

鶴見　それはプロセス・モデル◆なんですね。

上田　といってもいいのかもしれません。

鶴見　社会学ではポストモーテム・アナリシス◆というのがあるんです。ポストモーテムなアナリシスをするモデルと、それからプロセス・モデルというのは、いまおっしゃった、時々刻々に変化していくという、変化の過程をモデル化する、それは違うモデルなんです。

上田　違いますね。ポストモーテムでは困りますよね。

鶴見　それは私のプリンストン大学の先生であった、ウィルバート・モア◆という近代化論の社会学教授がよく言っていたことなんです。近代化論はポストモーテム・アナリシスだと。つまり死体解剖のモデルを使っている。だけど時々刻々変化していく過程を調べるのは、プロセス・モデルを使わなければだめだと。だけどプロセス・モデルをつくるのは非常にむずかしいと言っているの。ポストモーテム・アナリシスの方がずっとやさしい。こういうことが起こった、その原因はこれであるというふうにいうのはやさしい。だけれ

◆プロセス・モデル（process model）　変動の過程を示すモデル。

◆ポストモーテム・アナリシス（post-mortem analysis）　死後解剖。

◆ウィルバート・モア（Wilbert E.Moore）　一九一四〜八七年。社会を「緊張処理の体系」であると定義づけ、パーソンズの均衡理論からの脱出をはかる。「地球社会学」を提唱。『経済と社会』（一九五五年）『社会変動』（一九六五年）他。

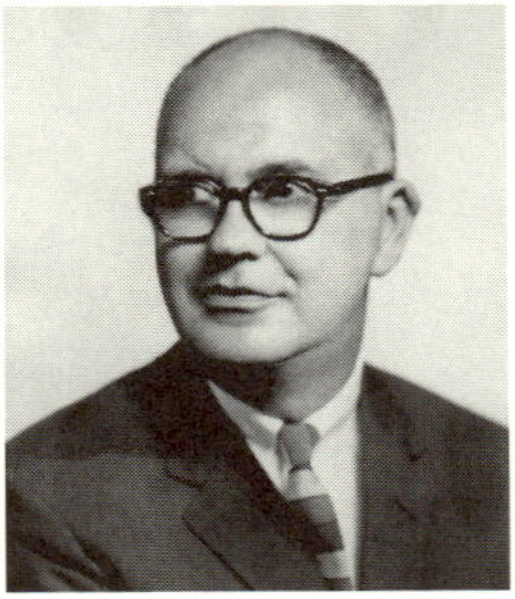

ど、現在進行中の事柄について、その経過を分析するモデルを作るのは非常にむずかしい。むずかしいけれども、それをやらなければだめだと。だから私、先生のご本を読んでいて、これはプロセス・モデルだなと思ったんだけれど、とてもむずかしいんです。

上田　それはむずかしいです。

鶴見　どうやってモデル化していいかわからない。ところが先生のを見てると、非常に納得がいくんです。だから、これは科学方法論として新しいモデルをつくろうとしていらっしゃるんだなと、そういうふうに思うんです。

上田　そういっていただけると、それはほめすぎじゃないかと思うけれども、きわめて複雑なモデルであることは確かです。人間の、前にも申し上げたけれども、ライフ（life）というのは三つの意味がある。さっきの階層論と同じなんですけれども、生命があって、生活があって、人生がある。生命というのは基盤です。これは万人共通です。だけど毎日の生活の仕方、それから人生のあり方というのは、人によってかなり違う。長い人生を考えたら、全然違います。そのすべてを、しかもこれらの各レベルの間は相互に依存したり、相対的独立性をもっていたりする、その全体が一人一人違うのに合わせて、それをよりよくするためのプログラムを考えようというのは、ものすごく複雑なことです。

鶴見　そうなんですね。だからその複雑なことをどうやって科学として、方法論として打ち立てるかという、そういうすばらしいことをやっておられる。すごいのよ、だから。

上田　それを一生懸命考えていて、それをしないとリハビリテーションということは成り立たないからと思って、いろんな角度から考えたんです。ところがデータがまだ圧倒的に足りない。やはり半分はまだ、そういうつもりで長年やってきた人間にだけそなわる技能や経験のレベルにとどまっている場合が多いんです。それもかなり、いわゆる勘でやっているところもある。そういう人の経験を学問として記述して、整理して、方法化していかなければいけなくて、それがまだ途中です。

鶴見　それをめざしていらっしゃるなと思ってね。

上田　めざしていることは確かです。

自然科学と社会科学との接点

鶴見　これはただリハビリテーションだけの問題じゃないと思うのよ。科学方法論の新しいやり方、いままでと違うのよ。これは二十一世紀に向けての新しい科学についての考え方なのよ。

上田　いや、科学といっても、むしろ基礎科学や、自然科学にまではいかないんじゃないかな。自然科学は問題をもっと単純化してやりますからね。だから臨床医学はむしろ社会科学に近いかもしれませんね。

鶴見　そうなのよ。だからこれは私にとってはすごく感動的なの。

上田　自然科学と社会科学との接点かもしれないな。

鶴見　私はそう思うわ。というのは、社会科学はもっと人間のレベルに返ってこなくてはいけないのよ。人間のレベルじゃなくて、すごく高いレベルで考えてるから、非常に抽象化して考えている。だからポストモーテム・アナリシスなら確実にできるという自信があるけれど、本当に小さい、それこそ量子の分野、つまり一人一人の個人というのが量子ですから、そこにぴったりするような方法論をまだちゃんと打ち立てていないと思うのよ。

上田　でも、鶴見さん、社会科学だから社会でしょう、やっぱり対象としているのは。私がやってるリハビリテーション医学というのはあくまで個人ですよ。個人科学です。

鶴見　だけど私が興味をもっているのは、個人と社会変動との関係なの。だから一人一人が非常に違う、しかし全体としてこうなるという。

上田　一人一人は違うけれど、大きな、たくさんの法則には従っているんです。

鶴見　そう。だからそこでは一致するのよ。一人一人が違う……。

上田　違うだけじゃない、違うだけじゃおしまい、科学にならないから。

鶴見　そう、それだけじゃだめなの。それがどのように社会の変化に関わっていくかということが変動論なの。だからそれにとても近いと思うのよ。

社会化された個人

上田　話をもうちょっと進めると、私がめざしているのは社会化された個人としてとらえることです。リハビリテーションの対象というのは、社会的に生きている個人です。だから鶴見和子さんはこういう学者であって、外国で着物を着て講演をしてとか、もっともっと……、全部はとらえきれてないと思うけれども、理想的には全部をとらえる。生まれた時からいままでの状態、社会的な生活、もちろん体のことも、毎日の生活の状態も全部とらえて、それでこういう病気をもたれた、それをよりよい方向にするにはどうすればいいかと考える。

考えるときに、本来ならば何万何千というファクターを全部科学的にとらえてやるべきでしょうけれども、とてもそこまでいかない。といっていままでのような、それこそ麻痺がこの程度だったらこういうプログラムというような、一つのファクターだけで押し切るというのはあまりにも単純というか、原理的にまちがっているんです。階層論からいって、一つの階層のうちの一つのファクターだけで全体を決定できるなんて思うのは、とんでもないまちがい。それは基底還元論の中でも、とくに単純な基底還元論と言わざるをえないんです。われわれが把握できるファクター、それからインターヴェンション◆をすることによって変えうるファクターをとらえなくちゃいけない。たとえば足の内反は装具というインターヴェンションで克服できます。

鶴見　そこからはじまったのよ。私、びっくりしたの。

上田　それで杖が三脚杖◆ぐらいではあぶないというんだったら、ウォーカーケインを使うというインターヴェンションがある。そういうインターヴェンションがさまざまなレベルであります。新幹線の使い方をお教えする、タクシーの乗り方をお教えする。さまざまなことによって社会活動が可能になる。着物の着せてもらい方も……。はじめは着せてもらったでしょう。それは必要なんです、はじめの段階の人は。それでいまはご自分で着れるようになった。だからすばらしいことです。

鶴見　いまは自分でできるように作り変えちゃったの。着物も自分で工夫して、二部

◆インターヴェンション(intervention)　疾患・障害・問題の予防・治療・解決のために介入、対応すること。早期治療、早期対応のことを**early intervention**という。

◆三脚杖　三本のやや長めの脚がついている杖。T字杖よりも安定がよい。

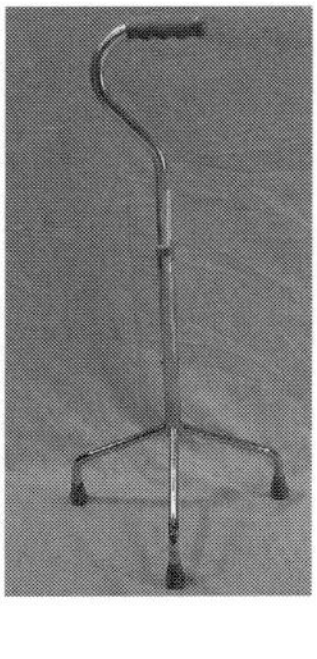

式にすれば自分で着られる。そしてこうやってマジック・テープを付けたの。紐を一切使わないの。紐は結べないから。だから工夫なんです。

上田　工夫です。それはまさにコーピング・スキルなんです。そのようにこちらが観察できて、コントロールできるパラメーターをどんどん増やしていく。それは増やしていくことによって、より正確に対象に接近できるんです。

さっきいった切り口という言葉がいいか悪いかわからないけれども、切り口という言葉を使えば、基底還元論では麻痺の程度といった心身機能中心の切り口ぐらいでしか分けないし、それでプログラムを決めてしまうというのに対して、私たちはこの方の職業とか、いままでのライフスタイルとか、生活習慣とか、そういう活動（生活）と参加（人生）中心のたくさんの切り口で評価する。そうするとプログラムもそういうものの掛け合わせで、百人いれば百のプログラムになる。しかしそれは法則なしでやっているわけではない。ちゃんと法則に基づいてやっていこう。ただ、それがいま全部確実な証拠をもって出せるかというと、なかなかむずかしい。それはいま大川先生などが一生懸命、統計数字として出そうとしているところです。そういうふうにして患者さんを社会の中で活躍する、社会性をもった個人として研究し、介入しよう、よりよくしようとしている。

個別性を高める

上田　一方では、この内発的発展論の中国の費孝通◆先生の研究などを見ると、これは介入ではないけれども、しかし変化をずっと定点観測していって、非常にダイナミックスをとらえていますね。

鶴見　そうなんです。そこが違うんです。

上田　これはプロセス・モデルですね、確かに。この他に介入研究◆というものもありますね。アクション・リサーチ◆とか、インターヴェンション・リサーチ（介入研究）とかいうのは、けっこう社会学の分野でも行われているようですね。

鶴見　パーティシペイトしながらインターヴェンションする。

上田　パーティシペイトがありますね。参加観察法◆ともいいますね。リハビリテーションはそういうものにだんだん近づいてきてますね。こちらはあくまで個人だけれども、社会のなかの個人というとらえ方。これがいままでのリハビリテーションにはなかったんです。体だけしかみてない。だから体からいえば、同じ年齢の女性で、同じ麻痺をもっていれば同じプログラムでよかった。

◆**費孝通**（フェイ・シャオトン）一九一〇～二〇〇五年。社会人類学者。一九七九年に成立した中国社会学研究会の会長をつとめた。一九八〇年には、この年に創立された中国社会科学院社会学研究所の所長となる。中国の少数民族調査、小城鎮工業化に関する調査研究など数々の業績がある。

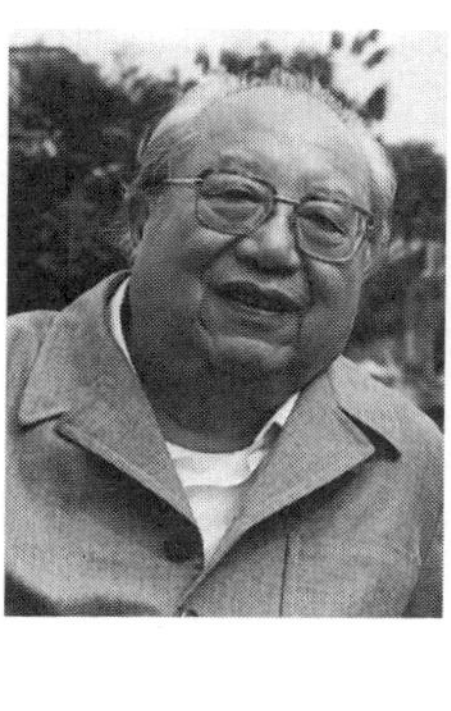

◆**アクション・リサーチ**（action research）実践（action）との結びつきをより強調した調査研究をいう。データの収集、知識の蓄積のみならず、実践的な問題解決、社会システムの変革をもその目的とする。

鶴見　だからお料理といったら、みんな同じカレーライス。

上田　カレーライスの好き嫌いは問題にしない。それから普通の意味の主婦になるのではないと考えると、じゃあ、あなたは料理は全然やらなくてもいいですね、ということになってしまう。主婦ではないけれども、いままでの生活の一つのコア（核）として、リンゴをむいて食べるということがあったということは考えないんです。要するにものすごく雑なカテゴリーで、カテゴリーの数が少なくて、せいぜいが主婦コースとか、あとは何だろう、コースがあんまりないんです。二つか三つぐらいのコースしかない。それをこちらは科学性を保ちつつ、個別化の方向に精密にして、いわば百人いれば百のコースを用意していこうとしているわけです。

鶴見　それがむずかしいのよ。

上田　確かにむずかしいです。

◆**介入研究**（intervention research）　疫学の一手法。意図的に原因を与える群と与えない群で結果の発生状況の差を調べる方法。この方法を実験疫学ということもある。

◆**参加観察法**（participant observation）　調査者自身が、調査対象集団の一員として振る舞い、そのなかで生活しながら、比較的長期にわたって、多角的に観察する方法。調査対象が観察されていることをあまり意識せずにすむ、出来事を調査対象にとっての意味に即して理解できるなどの長所があるが、観察に生じるバイアスや完全な参加は不可能であるという限界もある。

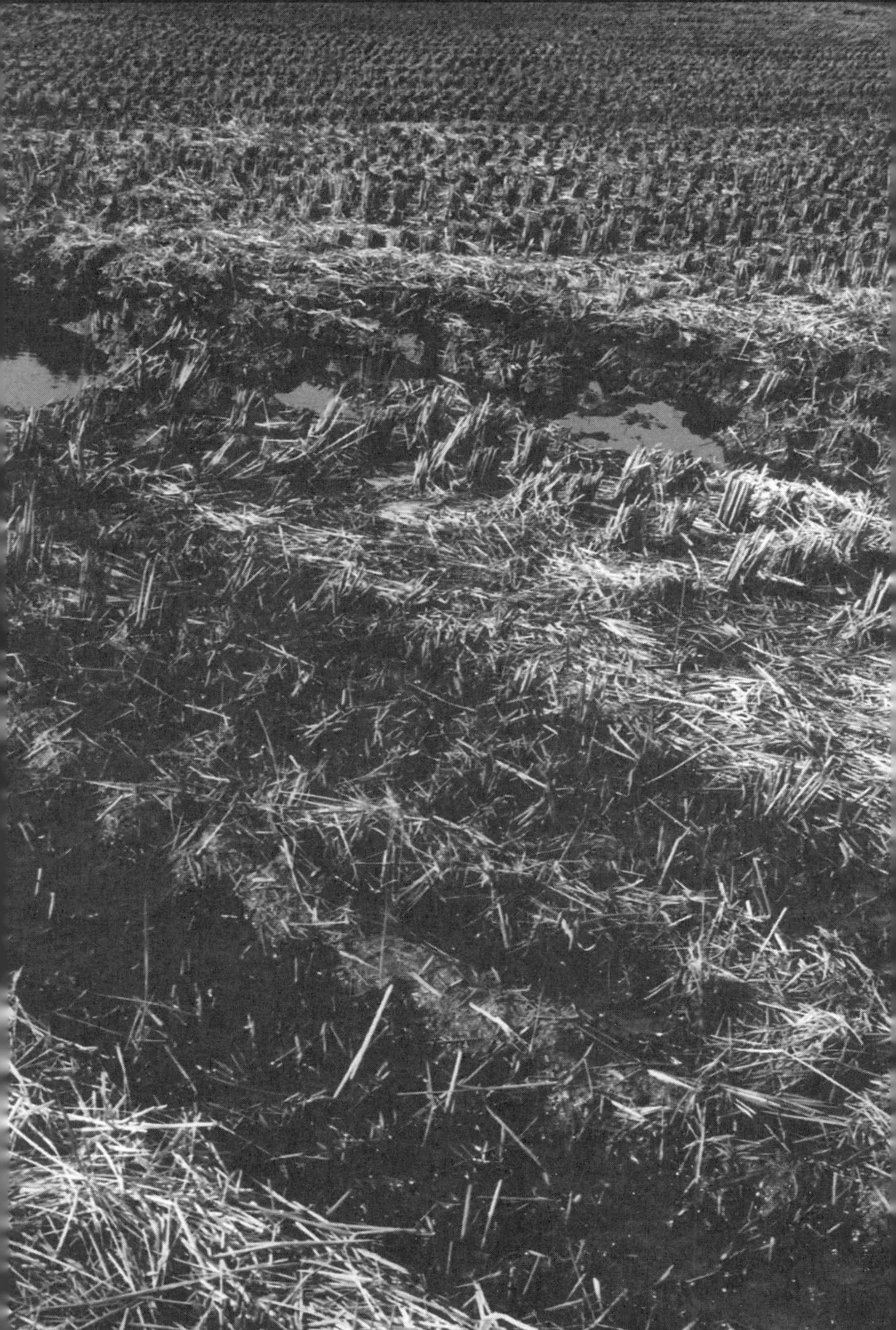

第5場

専門職——普遍的法則と個別性

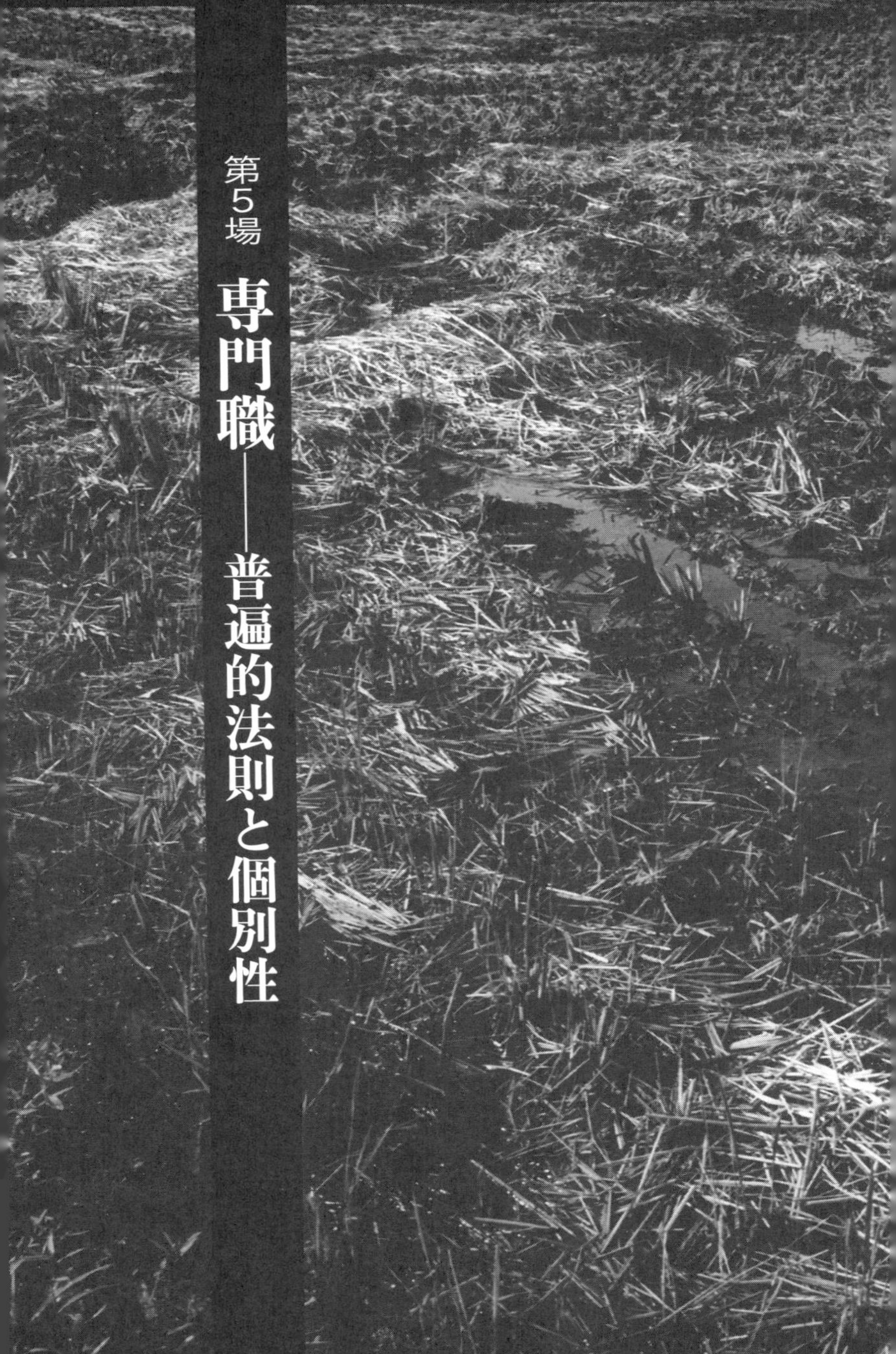

専門職とは

鶴見　つまり普遍的な仮説と、それから普遍性と個別性をどのように組み合わせるかということですね。

上田　そうです。でもそれは、私も専門職◆論（『科学としてのリハビリテーション医学』第三章）で書いていますけれども、専門職というのは本来、そういうことをやるものなんです。つまり専門職というのは、昔から医者と弁護士と宗教家と言われてきた。それの共通な点は何かというと、医者は生命を守る、命を救う、弁護士は財産や権利を救う、宗教家は魂を救うということです。ところがいまはなぜ宗教家が専門職なのか、そこだけがわからないという若い人もいるんですけれどね。

鶴見　魂の問題はもうなくなっちゃったの。

上田　日本の宗教家はもう魂を救わないからでしょうか。

鶴見　だから本当いうと、リハビリテーションは命と物の財産と魂と、全部救わなくてはならないの。

上田　そうだと思っているんです。

◆専門職（profession）　人間にとって根本的に重要なものを守るという役割を担う。「プロフェッションとは、学識（科学または高度の知識）に裏づけられ、それ自身一定の基礎理論をもった特殊な機能を、特殊な教育または訓練によって取得し、それに基づいて、不特定多数の市民の中から任意に呈示された個々の依頼者の具体的要求に応じて、具体的奉仕活動をおこない、よって社会全体の利益のために尽す職業である。」（石村善助『現代のプロフェッション』至誠堂、一九六九年）

鶴見　私、本当にそう思うわ。だってまず命を救ってもらって、それからだんだんに魂、それからやっぱり物質的な問題と、これは全部関わっているのよ。

主観的な世界

上田　そうですね。そこでじつは、さきほどから障害の構造というときに言いたかったんだけれど、後延ばしにしてきた問題があります。ＷＨＯで出した障害の三つの構造、いまはそれを言葉を変えて、障害の構造ではなくて、人間が生きるということ、すなわち生活機能の構造であるということになっています。それは生物レベルと個人レベルと社会レベルの三つからなっています。しかしそれだけでは楯の反面しか見ていないというのが、私の二十年来の主張で、そこでは客観的な世界のことしかいってなくて、もう一つ大事なことは、心のなかにある……。

鶴見　魂ね。

上田　主観的な世界が同じ重みをもっているんだと。たとえば、これは適切な例かどうかわからないけれど、鶴見さんはゴルフはなさらないですよね。

鶴見　ゴルフはしない。

上田　しなかったですね。ところが鶴見さんと同じ年齢の女性でもゴルフが好きで、毎週やっていたという人がいないでもないですね。その人は学問にも興味がない。本を読むことにも興味がない。ゴルフが生きがいだったと。それが鶴見さんと同じ体の状態になったとしたら、いま鶴見さんは、あなたはゴルフをやりますかときかれて、いや、ゴルフはやりませんと。それで別にどうということはない。でもその人は、あなたはいまゴルフができますかときかれたら、泣きだすかもしれないですね。私はゴルフができない体になったということで。だからそのもつ意味、価値が全然違うんです。魂とまで言わなくても、こういう体になってゴルフができないということのもつ意味がものすごく違います。

鶴見　それは先生、私が道楽とした踊りがあるの。短歌は蘇った。でも踊りは踊れない。ところがリハビリで、歩くお稽古のなかに踊りが生きてるの。

上田　片手の踊りってないですか。

鶴見　一本足で踊りだしているの。舞いだしてるの。そういう歌を作ったのよ。

新しき住居の床の清《すが》しさに一本足の舞を舞いたし

◆『花道』二〇〇〇年、六七頁。

上田　車椅子で踊ってもいいんですよ。

鶴見　ああ、社交ダンスでやってるわね。それは工夫すれば。

上田　それは工夫しなくっちゃ。

鶴見　私がいままで舞踊家であったらそれをやるでしょう。だけど私は第一義的に、もの書き。だからものを書くということには、リハビリはすごく役に立ってるの。そして歌が復活して、それが毿れたその時だけでなくて、今もずっと続いているということがリハビリテーションのお蔭で、全部生きてるんです。だからゴルフだってできるように、コーピング・スキルで工夫できないかな。車椅子を使って回って行くとかね。

上田　かもしれない。足が不自由になったけれども上半身は大丈夫だというので、プロのゴルファーがとくに許可を得て、電動カートでゴルフのリンクの中は動いてよろしいと。これはふつうはいけないんだけれど、とくにいいということにしてもらったという話がアメリカでありますす。その人は歩くのは大変だが、立ってゴルフをプレーすることはちゃんとできる。そういう例が最近あるんです。ですからゴルフというのもいい例になります。そういう解決方法もあるということで。

障害をプラスにして

上田　話を戻すと、そこからはじまって、ゴルフどころか、生きがいという問題、人生の目的の問題、それから私がもっと根本的だと思っているのは、社会の偏見で、障害をもっているというだけで、その人間の価値全体が低下しているかのような偏見が世の中に非常に強いんですよ。だから障害者と呼ばれるのは嫌だという気持ちが非常に強いですね。

鶴見　私は障害者であるというところにデンと座っているのよ。

上田　そういう人はめずらしいんですよ（笑）。

鶴見　私、すごく得してるのよ。

上田　いや、とにかく脳卒中になったその晩に、救急病院の中で、

これよりは身障者として生きなむとひたすら想う
怪夢より覚めし深夜のベッドに

◆『回生』二〇〇一年、一三頁。

こういう歌をつくるということは、ただ者でないですよ（笑）。

鶴見　つまり特権階級になったの。

上田　よほど変わってる（笑）。マイナスをすぐにプラスに変えちゃうんですね。

鶴見　マイナスをプラスにして生きるということが、一番大事なことだということを、どこかにずっと前に『父と母の歴史』◆という本で書いたことがあるの。

上田　そうですか。それは、その先見の明があった。いや、少なくとも、その晩にマイナスをプラスにして生きるんだということを宣言しちゃったんですね。

鶴見　そうなのね。それでがんばってるの。それは先生のお蔭よ。

上田　でもえらいですよ、宣言しただけでもね（笑）。ところが多くの人はそうじゃないんです。多くの人は障害者である現実、その現実がつらいだけでなく、障害者というレッテルを貼られるのが嫌なんです。

鶴見　私はそれで特権階級になった。

上田　鶴見さんは一つは水俣で身障者になった方と、たくさんの人間としての知り合いがあった。そうすると障害をもつ、しかもそういう人たちがたんに障害に悩んでいるだけではなくて、その障害の原因に対して能動的に戦うという積極性を示している。要するにそれをテコにして強く生きている人たちだと。障害者の本当の姿を知っているということ

◆『父と母の歴史――わたしたちの昭和史』筑摩書房、一九六一年。

とは、非常な強みだと思います。というのは、多くの人は知らないんです。遠くから見てるか、新聞で読むか、テレビで見るかしか。

鶴見　それはそうかもしれません。けれど、魂が上がってくるんですよ。

上田　障害者にはそういうプラスの面があるということを体験できるような障害者の取り上げ方というのは、いまでもまだマスコミには非常に少ないです。障害者のマイナスの面ばかりで、気のどくだから社会は何かしてあげなければいけないという取り上げ方なんです。そうすると、自分のことではないと思っているときは、気のどくだと思いながら、同時に自分はそういう仲間ではないということで、優越感をもって見下している。社会に普及している価値観というのは、いまは競争社会でしょう。そうすると、いまはＩＱが高いほどいい、いい学校出てるほどいい、いい会社に勤めているほどいい、でしょう。それから若いほどいいとか、体が丈夫な方がいいとか。

鶴見　男の方がいい（笑）。そうでしょう。

上田　そうです。で、障害者というのは、そのどこからもはずれてしまう。それから収入がいいほどいい。そうすると概して普通の障害者というのは、収入の道も絶たれているから、そういうマイナス面ばかりが……。

鶴見　だって私は病気になってからの方が、年間の出してる本の数は多いんです。病気になる前はいろんなことに忙しくて、本を書いてるひまが少なかったの。いまはひまがあるから。私、本当に病気になってよかったと思ってるんです。本当に心からそう思っているのよ。先生のお蔭なのよ。

上田　ちょっと待ってください。鶴見さんは例外でして、多くの方は障害者というものにものすごいマイナスイメージをもっています。それで自分がなってないときには、なんとも思ってないけれども、自分がなったときには愕然とするんです。それで障害をもったということで、自分の魂を踏みつけられ、踏みにじられ、あるいは世の中の人に差別され、踏みにじられても当然だと。自分はそんな人間としての基本的な権利がないんだと思いこんでしまう人が多いんです。

鶴見　どうしてかしら、魂はすごく高揚する。

上田　それはちょっと変わってるんですよ（笑）。

鶴見　私、だから精神障害者かもしれない。

上田　そうじゃない、あまりにもまともすぎるんです、それは。あまりにもまともすぎるので、教科書みたいな人なんですよ（笑）。人間こうあるべしという、修身の本当のあるべき、二十一世紀の修身の教科書みたいな人なんです。

鶴見　嫌だなあ(笑)。教科書問題になりたくない。

上田　そうでしょう。こういう生き方は、みんなに教えなくてはいけませんよ。

鶴見　私、楽しくてしょうがない。足が痛くなかったらすごく楽しい。

上田　ちょっとぐらいマイナスがなければだめですよ(笑)。空中に浮いちゃうから。やっぱり自分は人間だったんだということを思い起こさせるぐらいの、そういう意味があるととらえてください、足の痛みには。少し通俗なところが自分の体の一部にあると。自然につながっているところがあると。

鶴見　はい。

上田　そうでないと、あなたは天に昇っていってしまう。

鶴見　私、そういう感じ(笑)。お医者さんにも言われるの。だいたいこの病気になると鬱病になると。あなたは鬱病でないと言われたから、じゃあ、躁病でしょうと言ったら、お医者さんが、うーん、軽躁病だって(笑)。

上田　軽躁はいちばんプロダクティヴ(生産的)で、非常にいいんですよ。

鶴見　お医者さんが、ＭＲＩやなんかで時々、脳の中がどうなってるか調べてみたいって、いつも言われるの。だって調べてもわからない。

普遍的法則と個別性を媒介する

上田　ちょっと話戻さなきゃ。要するに、多くの人は障害をもったという事実そのものに、手足がどのぐらい不自由だとか、いま何ができるできないというのと別に、もう障害をもった、この障害は治らないと思っただけで、すごく打撃を受けるんです。

鶴見　だけどはっきりお医者様に言われたもの、これは治りませんって。

上田　ふつうはそうしたら自殺を考えるぐらいに落ち込んじゃう人が多いんですよ。

鶴見　私、うれしい（笑）。私、これではじめて人間になったと思った。

上田　それまでは何だったんですか。

鶴見　いままでは機械だったの。

上田　働く機械。

鶴見　そう、働く機械（笑）。

上田　よく働く、働きすぎる機械だった。それがついに擦り切れちゃった（笑）。

鶴見　そうよ、私、ほんとにそう思う。

上田　そういう価値観に関する、自分の価値というものを取り戻すということが、リハビリテーションのもう一つの大きな仕事なんです。それがともわなかったら……。

鶴見　先生、そうじゃない。私、ちょっと異議をはさみます（笑）。自分の価値を取り戻すのではなくて、眠っていた価値が目覚めてくるのよ。

上田　それはそれでもいい。取り戻すというのは、外から取ってくるわけではない。

鶴見　私、取り戻すというと、後ろへ向かって進む感じがするの。そういうことじゃないの、前へ向かって進む以外にないの、障害者は。

上田　なるほど。わかりました。価値を見つけだす、見いだしていく。自分のなかにある価値を見つける。だから魂なんですね。だから体の回復だけじゃなくて、魂の回復をする。それはリハビリテーションの大きな仕事です。

鶴見　私、そう思う。先生のリハビリテーションに出会うことによって、魂が復活されたの。

上田　また脇道にいっちゃってる。ずっともとへ戻しますと、なぜそういう話になったか。要するに専門職という話に戻るんです。専門職というのは、医者と弁護士と宗教家である。その共通の特徴は何か。一つはいろんな人間の大事なものを救うということです。

もう一つは普遍的な知識を個別的な問題と結びつけるということです。これはたとえば自然科学者はそういうことはないですね。普遍的なものだけを研究する。それから芸術家は個別的なものだけをやります。法則はあまりないです、芸術の場合は。個性がいちばん大事。医学の場合は、人間の病気の法則というものは研究すれば一般法則がわかります。それから百人なら百人の同じ病気の方についていろんな統計をとれば、その法則がわかる。だけどその法則はあくまで蓋然的な法則、確率的な法則で、けっして脳卒中だからみんながみんなまったく同じということではない、体のことだけ言っても。ましてそれ以外の生活とか人生ということになれば、みんな違います。違うけれども法則がないことはない。その普遍的な法則の知識を一人の患者さんに全部適用して、やってみるでしょう。それがうまくいったいかなかったということをフィードバックして、普遍的法則を修正していく。豊かにしていくんです。そういう行ったり来たりの相互作用がある。

鶴見　普遍性と個別性のあいだにはそういうことがあるの。

上田　それを媒介するのが専門職者、プロフェッショナルの役割です。それでたとえば、弁護士、法律家もそうです。法律家は法律をつくること自体もありますけれども、つくられた法律をこの個別のケースにあてはめるかどうかということを、裁判で一生懸命議論するでしょう。そうすると判例がでますね。判例の積み重ねによって法律の解釈というのは変わっていきます。法律という客観的なものを、個別の特定のケースについてどう適用するかという議論をすると、判例がでる。その判例の積み重ねで、この法律自体が非常に豊かになっていく。宗教家も本当の姿は、神学であったり、あるいはいまでいえば心理学なんだろうけれども、いかにして魂を救うかという学問体系があって、それで一人一人に適用して、うまくいったいかなかったということによって知識が豊富になっていく。いま専門職という範囲はもう少し広がってきて、たとえば小学校や中学校などの先生は、教育学という技術を個別の例に適用して、その結果でまた教育学を豊かにするということもあるでしょうし。社会学者についてはよくわかりませんが、おそらくあるでしょう。個別の社会について研究すれば、社会学の原論的なものは豊かになりますね。それで普遍的なものを個別的なものに適用することによって、普遍もまた進歩していく。

鶴見　そこが先生の面白いところなの。

上田　でも当たり前のことでしょう。

道楽と学問――『ペリー・メイスン』から

鶴見 もう一つディスカッションしたいのは、道楽と学問、その関係です。

上田 これはむずかしいな。

鶴見 これはとても面白かった、先生がニューヨークに留学中にはじめて、日本に帰られてからも八年間、ガードナー◆のミステリー『ペリー・メイスン』を原書で百冊読んだ、という先生のご経験（『科学としてのリハビリテーション医学』一六〇～一六一頁）。

上田 そう言っていただけると。そんなひまがあったら勉強しろと言われるところだけれど。難しい本を読みやすくしようと思って、一生懸命読者サービスで書いたんです。本当なんですよ、うそじゃないけれど、なるべく面白い話を入れようとした。導入部はせめてということで……。

鶴見 それから何を学んだか。あれはとても面白い。あそこがインフォームド・コオペレーションなんですね。

上田 専門職の任務は「クライアント（依頼者）の最良の利益を実現することだ」というペリー・メイスンの信条に感激したという、あれですね。専門職の責任意識が医学では

◆ガードナー（Erle Stanley Gardner）一八八九～一九八〇年。アメリカの推理小説家。一九一〇年に弁護士資格を得、有能な弁護士として活躍する一方、三三年に長編処女作を発表、以後本格的な作家活動に入る。カリフォルニア州の弁護士ペリー・メイスンを主人公とする法廷物で有名。

あまりにも弱すぎるんです、日本ではとくに。それで『ペリー・メイスン』を読んで、安っぽいヒロイズムだけれど、すごく共鳴したんです。

鶴見　学者の深い動機づけが、ああいうところから出てくるというのはとても面白いわ。日本の学者はそういうことは言わないもの。

上田　いや、みんなそういうことがあると思うんですよ。書かないだけで……。

鶴見　ありますよ。あっても言わない。道楽は道楽。

上田　私はこれは縦書きの本だから、こういうことが書ける。横書きの本だったら書けないですよ。縦書きの本だから、半分随筆だからということで、書けるんです。

鶴見　ああ、そうだ。あそこはすごく面白かった。

上田　そう言っていただけると書いた甲斐があります。やっぱりわかりやすいでしょう。

鶴見　非常にわかりやすい。

上田　面白いんですよ、『ペリー・メイスン』は。ものすごい、犯罪すれすれ、法を破るすれすれのことまでやっても、とにかく自分のクライアント (client) の最良の利益 (best interest) を守るという、そういう弁護士のモットーの本。だからじつに面白い。無実の罪をはらす活動を、自分も弁護士ですから、現実の世界でもやっているんです。小説の世界でも、ほとんど無実の罪をはらす事件ばっかりなんですね。

鶴見　ホワイト◆の書いた『ストリート・コーナー・ソサエティ◆』というのがそうですよ。ギャングの少年たち。

上田　最近の本ですか。

鶴見　いや、古典的な本です。事件の中へ自分がいっしょに入っていく。それだから参加観察法（participant observation）、参加して、犯罪すれすれのことをやるのよ。それを書いたの。それが参加観察法のはしりです。

◆ホワイト（William F. Whyte）　一九一四～二〇〇〇年。社会学者。『ストリート・コーナー・ソサエティ』でアメリカ・ボストンのイタリア系スラム・コミュニティの参加観察調査により、その社会の構造と動態をいきいきと提示した。

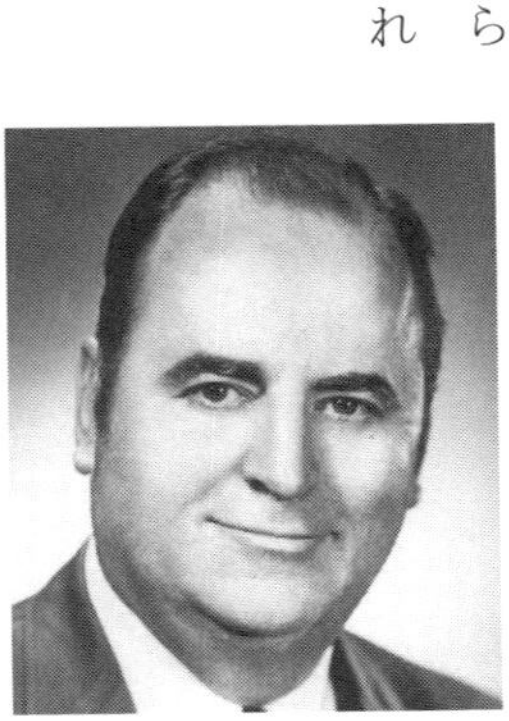

◆『ストリート・コーナー・ソサエティ』　都市エスノグラフィーの古典といわれ、究極の参加観察法といわれる。"Street Corner Society : The Social Structure of an Italian Slum" 1943. 奥田道大・有里典三訳、有斐閣、二〇〇〇年。

専門職の倫理――依頼者の最良の利益に奉仕すること――――上田 敏

前著（『リハビリテーションの思想』第二版、序章）にニューヨーク留学のさまざまな「副産物」について述べたが、もう一つの収穫はミステリーを原語で読む習慣が身についたことであった。特にガードナー（E. S. Gardner）のペリー・メイスンものには魅了され、ニューヨーク滞在中にも、また日本に帰ってからも、ほぼ毎月一冊のペースで読み続け（だいたい土日の一日半ぐらいで二百ページのペーパーバック一冊を読み切ることができた）、ペリー・メイスンもの以外の同著者のシリーズ（私立探偵ドナルド・ラムものや義賊・怪盗レスター・リースものなど）も含め八年がかりで約百冊を読んだところでやっと「卒業」した（飽きてきた）次第であった。

ペリー・メイスンといえば現在四十代以上の人にはテレビドラマのシリーズとしてご存知の方が多いと思うが、犯罪専門の弁護士で、それもなぜか、巧妙な「でっちあげ」で無実の罪をきせられて、どうみても逃れるすべのない被告人ばかりを担当して、最後の最後の法廷場面で奇跡の大逆転、その場にいる証人の一人を真犯人だと証明して、依頼者の無罪を勝ち取るというヒーローなのである。英語もやさしく（アガサ・クリスティーといい勝負である）、会話が多いので、生きた英語の勉強になるという実利も伴っていた。

弁護士としてのペリー・メイスンの信条は、専門職としての弁護士の任務は「依頼者の最良の利益（the best interest）」を実現することだというもので、そのためには法律の許すギリギリの危ない線を渡って、身を挺して証拠集めをしたり、トリックを使って証言を引き出したりすることをおそれない（どころか、むしろそれを楽しんでいる）のであった。実は私はそれにシビレたのである。

作家のガードナー自身が弁護士であったし、作家に専念するようになってからも「最後の法廷」（The Court of the Last Resort）という、無実の罪に落とされた人々を救う（無実を証明する）組織を私財を提供して設立し、相当な時間をそれにそそぐという、専門職の鑑《かがみ》ともいうべき人物であった。

読み始めたころの私はそのような作家自身については何も知らなかったが、ペリー・メイスンの「依頼者の最良の利益の実現」を目指して奮闘する専門職魂、隠された真実を探し求めるあくなき探求心、リスクをおそれない冒険心、そして何よりも彼が目指しているのが「無実の罪の取り消し」（名誉回復、復権）、つまり「リハビリテーション」の語の本来の意味にほかならないということが、当時自分自身を「リハビリテーション医」として形成しつつあった私を魅了したのであった。

安っぽいアメリカ的なヒロイズムと言ってしまえばそれまでである。しかしここには人間愛によってというよりも、むしろ自分の職業（むしろ天職）への忠誠によって、自己の当面の利害を越えてまで（時には違法行為による弁護士免許の剥奪の危険さえ冒して）一人の依頼者の「復権」のために奮闘するという、一人の専門職者の理想像が私には読み取れた。それは医師にも当てはまることであったし、「全人間的復権」をめざすリハビリテーション医たらんとする私の心を鼓舞してくれるものであった。こうして依頼者（患者・障害者）の最良の利益を守ることこそが、専門職者としての、職業人としての実践倫理の中核なのだということを（もちろん小説から学んだよりも現実の自分の仕事から学んだのだが）私はますます確信するようになっていった。

（『科学としてのリハビリテーション医学』一六〇〜一六一頁）

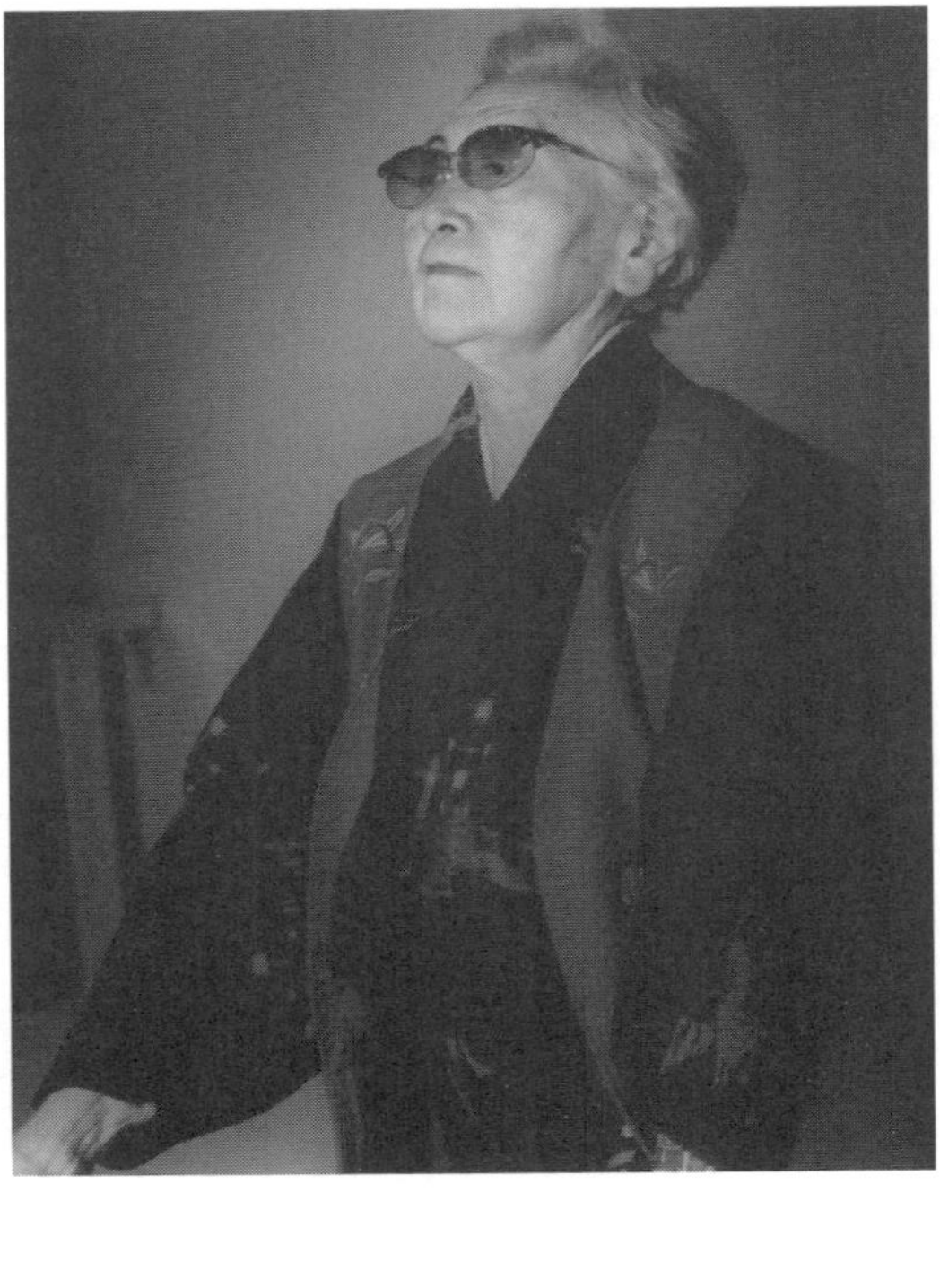

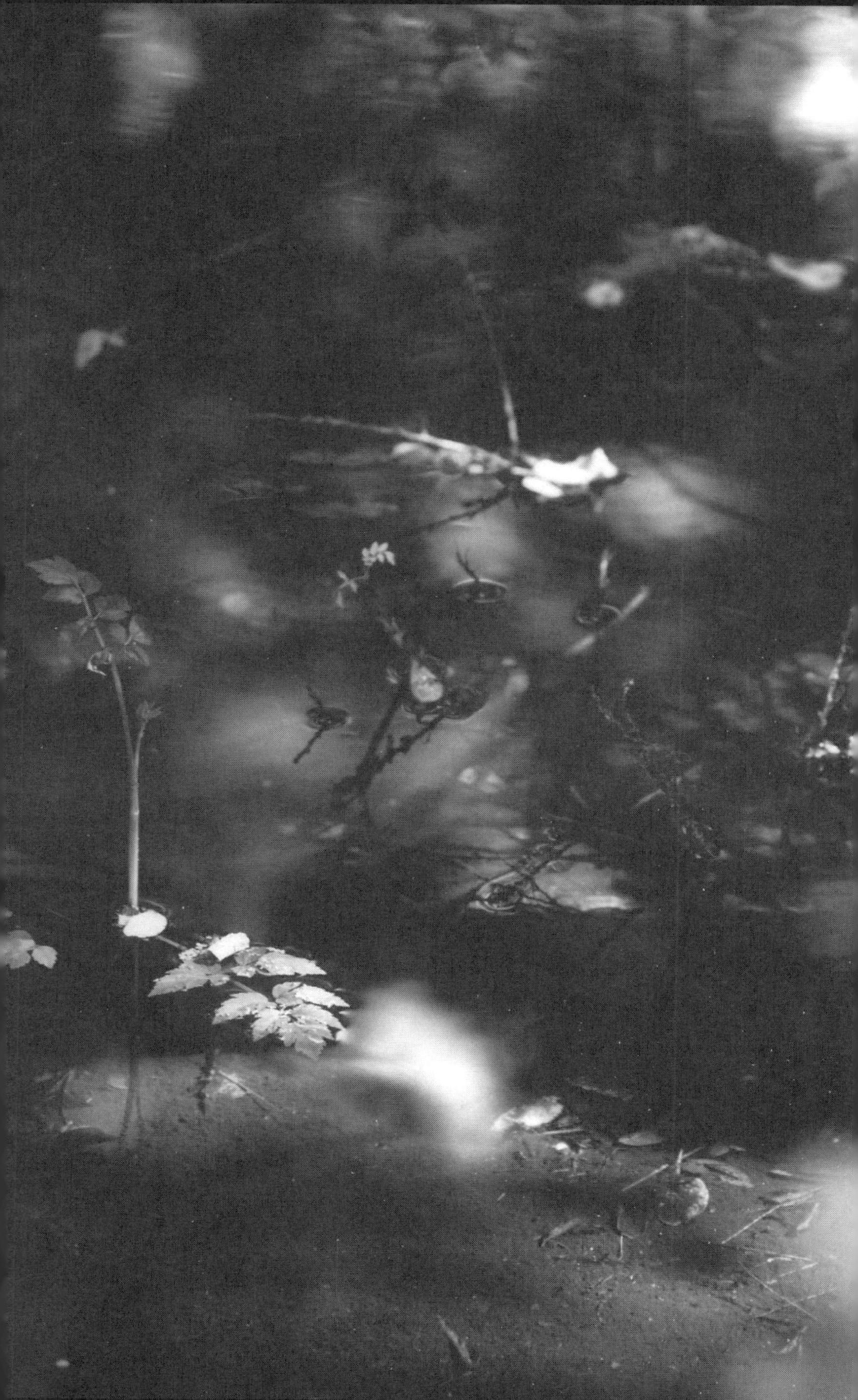

第6場

内発的発展論とリハビリテーションの思想1――指導者

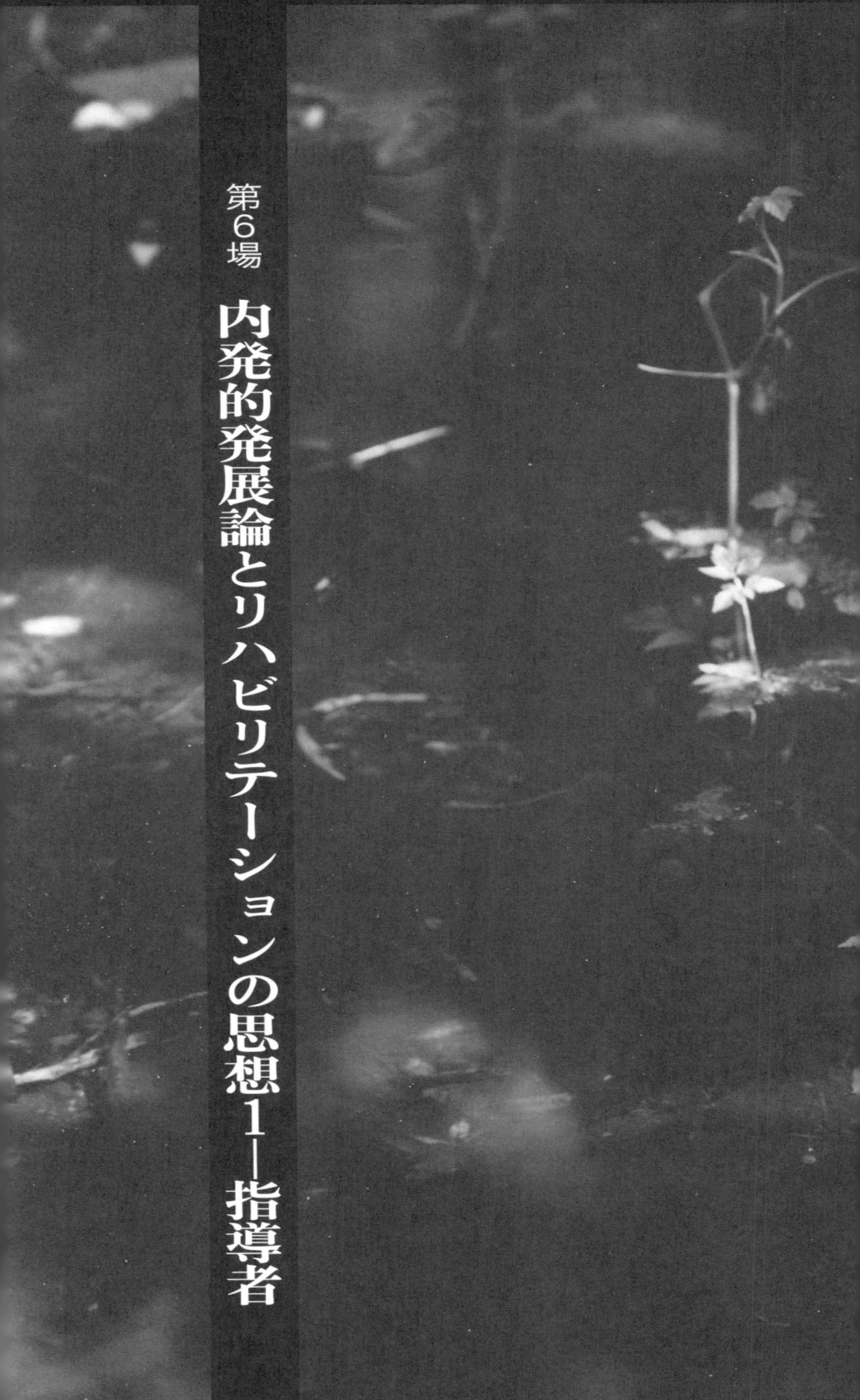

内発的発展論の手本

鶴見　先生の新しいリハビリテーションの理論は、私の言っている内発的発展論のお手本なの。というのは、アメリカで勉強していらっしゃって、その前にもアメリカのリハビリテーション医学、精神医学の本をたくさん読んでいらして、その上でニューヨーク大学をお選びになったでしょう。それで日本に帰っていらしてから、ふつうだったらすぐにあてはめ理論でやりだすところ。ところが日本の現状をみてショックを受けた、カルチャー・ショックを受けられた。それで、ここから自前の、自立した、新しいリハビリテーションの医学をつくろうということをおはじめになって、これが内発的なのね。それでまったく偶然なことに、先生は『科学としてのリハビリテーション医学』の一番最初のところに、夏目漱石◆の「現代日本の開化◆」から引用されているけれど、これは明治四十四（一九一一）年に和歌山市で演説したものですね。そこでイギリスの開化は内発的である、日本の開化は外発的である。そして外発的は速いけれども上滑りである。これをどうしたらいいかという問題提起をした。そういう形で問題提起をした最初の人なのよ。それを引用していらっしゃって、それで内発的な日本のリハビリテーション医学を形成しよう。そういうふうに

◆**夏目漱石**（なつめ・そうせき）一八六七〜一九一六年。作家、英文学者。『吾輩は猫である』『三四郎』『それから』『門』『草枕』他。

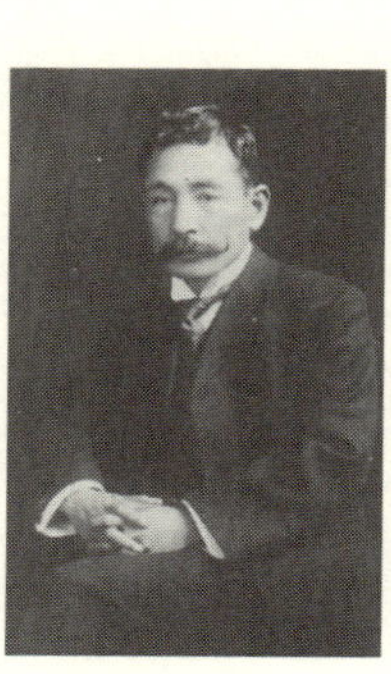

◆「西洋の開化は内発的であって、日本の現代の開化は外発的である……開化の推移はどうしても内発的でなければ嘘だ……一言にして云へば現代日本の開化は皮相上滑りの開化である……事実已むを得ない、涙を呑んで上滑りに滑って行かなければならない。」（夏目漱石「現代日本の開化」一九一一年）

お考えになった。

私もアメリカに行って、アメリカの近代化論を学んで、日本に帰ってきて、みんなあてはめ理論をやっている、これではだめだと思った。そしてまず日本で最初に内発性ということを言ったのは、夏目漱石のこの和歌山講演だというところから出発した。パーソンズは、アメリカ、イギリスなどは内発的な近代化であると。けれども後から遅れてきたもの、後発国はみんな外発的である。そういうふうに類型をつくったんです、後発国と先発国とを分類する。それでそんなことはないだろうというのが、私の出発点だった。それぞれ内発的、ただ後発国は外からもちゃんとすでにお手本があるから、それも参照するけれども、内発性に基づかなければ本当の発展はないだろう。それだったら、そういう理論を、近代アメリカを中心にした近代化論だけではなくて、日本も中国も、やらないといけないと思ったんです。先生の医学では症例ですけれど、私たちの社会学ではフィールド・ワークなんです。事例研究。

上田　調査ですね。

鶴見　現地調査なんです。それでまず水俣調査をやって、それから中国の江蘇省の小城鎮で調査しました。

上田　これ（鶴見和子『内発的発展論の展開』◆）はちゃんと読みましたよ、全部。けっこうむずかしいけれど、読みました。

鶴見　だからそういうふうな出発点だったんです、私の問題意識が。そうしたら先生のこの本（上田敏『科学としてのリハビリテーション医学』）を読んで、まったくその問題意識が、出発点に共通性があります。

上田　本当ですね。

鶴見　ところが私は自分の内発的発展論は「原型理論」と呼んでいるんです。理論ではないんです。原型理論というのはまだ足りないという意味です。proto-theory です。theory になってない、proto なんです。

上田　ああ、なるほど。原型の方がいいのかと思っていた。原型というのは理論よりも上のものだと、そういう意味かと思ってた。

鶴見　いや、違うんです。プロト理論なんです。いまだ完成せざる理論なんです。これから私なりに完結をしなければならない。先生のお話をうかがいたいと思ったのは、そういう意味なんです。ところが先生は症例がまだ少ないとおっしゃいますけれど、症例はずっと多いんですよ、私などがやってる事例よりも。症例のなかから統計学的、推計学的

◆『内発的発展論の展開』筑摩書房、一九九六年。

●内発的発展とは

内発的発展とは、目標において人類共通であり、目標達成への経路と創出すべき社会のモデルについては、多様性に富む社会変化の過程である。共通目標とは、地球上すべての人々および集団が、衣食住の基本的要求を充足し人間としての可能性を十全に発現できる、条件をつくり出すことである。それは、現存の国内および国際間の格差を生み出す構造を変革することを意味する。

そこへ至る道すじと、そのような目標を実現するであろう社会のすがたと、人々の生活のスタイルとは、それぞれの社会および地域の人々および集団によって、固有の自然環境に適合し、文化遺産にもとづき、歴史的条件にしたがって、外来の知識・技術・制度などを照合しつつ、自律的に創出される。したがって、地球的規模で内発的発展が進行すれば、それは多系的発展であり、先発後発を問わず、相互に、対等に、活発に、手本交換がおこなわれることになるであろう。

（鶴見和子）

（『鶴見和子曼荼羅Ⅰ　基の巻』五二二頁）

に仮説を引き出して、引き出す仮説だけではなくて、それをまた臨床を通して検証していらっしゃる。実証というのでは強すぎるから検証ですね。検証して、もし仮説が違っていたら改めながらやっていらして、しかもそれを実際に役立てていらっしゃる。私などは役立てていただいているの。だからすごいと思う。これは内発的発展論のお手本ですよ。

上田　いや、だって例数が多いのは、黙ってても患者さんが来てくれるわけだから、調査に行かなくても来てくれるんだから、それは多いに決まってる。

鶴見　いや、そんなことないですよ。これだけの仕事をなさったというのは、これは内発的発展論のお手本ですよ。

上田　いやいや、まだプロトです、こちらは（笑）。

鶴見　先生、プロトなんて許しません。これはセオリーです。

援助と自発性

上田　まず共通性のことで私の意見を言って、それからあとで違いを言おうと思います。まず、内発的発展論の勉強を少しさせていただいて、そして私はリハビリテーション医学で——私たちが目標指向的アプローチ（goal-oriented rehabilitation）といっているものですが、それと非常に似ているところが多々あるなということを感じました。もちろん、私たちが対象にしているのは一人一人の人間の方で、内発的発展論で考えておられているのは、国なり、一つの国のなかの地域なりの発展ということですから、そういう違いはもちろんあります。しかし基本的な考え方が非常によく似ている。

私たちのリハビリテーション医療の新しい行き方（これは本来の姿ですから、別に新しくないんですけれど、本来それではじまったはずのものが違った方向にいってしまっているので、もとに戻そうということです）は一人一人の個性を尊重するということです。リハビリテーションというのは、前に申し上げたように、人間らしく生きる権利の回復ということです。人間らしく生きる権利というのは普遍性があって、すべての人が本来もっているものである。基本的人権の一つである。しかしその実現形態というのは、まったく個性的なものです。普遍性と個別性が両方あります。その生きる権利を実現する形は一人一人みんな違っている。個別的であり個性的である。最初からそれをふまえて、リハビリテーションの目標も、それにいたる道筋も、当然変えていかなければいけない。ということから出発するんですが、ただそこでむずかしいことは、そういうやり方でいった場合に、科学性が保証されるかということです。

しばらくこちらの事情を話させていただきます。そうすると、個別性はけっこうだけれども、はじめから一人一人の個別性に取り組むことは、初心者の医者なり、初心者のセラピストにとってはあまりにも大変なので、類型化ができないかと。いくつかのタイプに分けられないかという質問をよく受けるんです。それで中間段階として、入門として、そういうタイプ分けは必要かもしれないと。しかしあくまでその人が勉強するための途中のステップにすぎなくて、最終目的とされては困るということを言いながら、多少その類型化を試みたこともあります。しかしやはり類型化すると、そこで止まってしまいがちなので、あまりやりたくない。やはり最初のところにあくまでとどまって、個性尊重をやっていきたいと。個別的であるということは無法則ではなくて、非常にたくさんの法則がその人の特有のパターンをとって組み合わされるから個別的なのであって、たくさんの法則を背後にふまえているものだという考え方です。単線論ではまったくない。単線論、段階論ではなくて、あくまで複線路線というものを前提としているということです。それは内発的発展論と非常に似ているのではないかということが一つ。

それからもう一つ、内発的ということと響きあうのではないかと思うのは、前にもお話ししましたけれど、自己決定権を尊重するということが、発展させていく自発性を非常に尊重することと響き合うものがある。内発性と自発性というのは、やはり内発的発展論でも絡みあっているのではないかと思っています。

次に、ここから違いになってくるんですが、対象が個人であるか、あるいは地域社会や国家であるかということによって、当然の違いかもしれないけれども、リハビリテーションの場合には、患者さんが一人で、自発的になんの助けも得ずに内発的に発展していくのではなくて、専門的な援助者がいるということです。いままではその専門的援助者、つまり医療チーム、リハビリテーションのチームの人たちが、いわば帝国主義的に、内発的でない発展を押しつけて、こっちへ行け、あっちへ行けというふうに押しつけていった。それは大きなまちがいだったんですが。そうではなくて、本当に内発的に患者さんが発展していけるような専門的援助をする。そのための援助の仕方はどうあるべきか、ということを目標指向的リハビリテーションのプログラムとして、専門家がそういうプログラムを立てなければいけないといっているんです。

それを今度は内発的発展論にあてはめて考えた場合にはどうなるのか。それはたとえば、いま、先進国が途上国を援助するということはいろいろな形で行われていますね。その援助というのは、言葉は同じ援助であるけれども、じつは多分に先進国のモデルを押しつけることであったりしてると思うんです。そうしますと、実際には先進国、これは一つであったり、複数であったりするんだけれど、援助を受けないと発展できないので援助を求めている、また援助が必要な事態がたくさんあるので国が援助したり、いろんな民間のＮＧＯが援助したりしていますね。アジア、アフリカ、中南米諸国ではそういうことが行われている。

そういう援助を受けるなかでの内発的発展というのは、どういう姿をしているのかということで、たとえば韓国はどうなのか、インドネシアはどうなのか、インドやパキスタンはどうなのか、アフリカ諸国はどうなのか、中南米諸国はどうなのか。やはりそれぞれ援助と自立との矛盾やダイナミックスというものは、あるのではないか。援助はイコール支配になりがちだけれども、必ずしも支配でない援助というものもありうるはずで、支配でない援助、本当に自立性や自発性を尊重する援助というものが行われるならば、われわれがリハビリテーションの個人のレベルで行おうとしているものに非常に近い。パラレルなものになってくる。国際レベルでの援助の仕方は、どういうものがあるのかということです。

その一つの例として、たとえばインドネシアとかシンガポールなどで行われた開発独裁、◆あれは内発的ですね。独自の道を選択して、外国の援助もそれほど受けないというか、援

◆開発独裁（developmental dictatorship）　全体主義や権威主義などの非民主主義体制の下位類型で、伝統主義的な専制や寡頭制とは異なる。ラテン・アメリカやアジア・アフリカなどの地域に見られる。指導者層が、一方で抑圧機構を強化しつつ、他方で伝統的な権威パターンを崩しつつ近代化や経済成長を達成しようと志向する。しかし、経済成長には奏功しても、貧富差の増大や対外債務の累積に苦しみ、政治的不安定を潜在させることが多い。

◆スハルト（Suharto）　一九二一〜二〇〇八年。インドネシア共和国の政治家、大統領。国軍（陸、海、空、警察四軍）の総司令官。イスラム教徒。六八年、スカルノに続く共和国第二代大統領に正式に就任。スカルノ体制（旧秩序）に代わる〈新秩序〉の創出を掲げ、経済開発政策を推進。

助は受けるけれどもその援助に従属しないで独自の道を切り開いたという点では内発的発展だけれども、しかし一方では独裁です。民主的なものがない。民衆の自発性というものがほとんど尊重されずに、リーダーの自発性だけが非常に前面に出た。そういうものを内発的発展論ではどういうふうに評価するのかということ。
ほかにもありますけれども、一応、問題提起、質問をここまでさせていただきたい。

開発独裁は内発的といえるか

上田 たとえばインドネシアのスハルト◆たちがやった開発独裁という手法がありますね。それは内発的と言えるのかどうか。

鶴見 開発独裁ね。それからシンガポールもそう。

上田 そう。民主的でない、リー・クワンユー◆もそうですね。民主的でない、しかしかなり独自性をもってやっていますよ。開発独裁というのをどう評価するか。

鶴見 それはね、問題なの。学生のあいだでも、セミナーでも議論があった。

上田 ああ、じゃあ、僕は学生のレベルなんだ（笑）。

鶴見 いや、そうじゃないの。開発独裁を否定するかと、リー・クワンユーを非常に

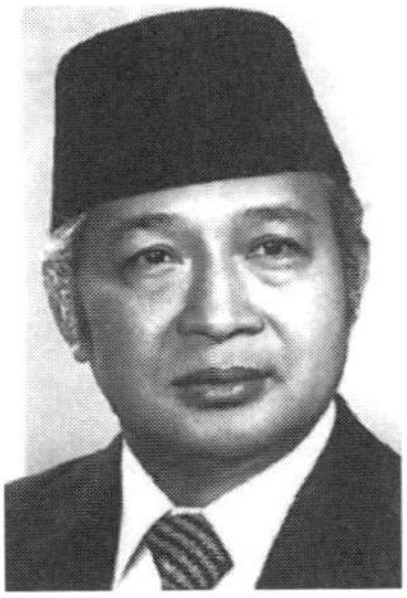

◆リー・クワンユー（Lee Kuan Yew 李光耀）一九二三～二〇一五年。シンガポール共和国の政治家、首相。その政治は社会的正義の実現を目標とし、社会主義的な経済政策はとらず、現実的な近代化、工業政策をとった。九〇年首相を退いたが、上級相として閣内にとどまる。

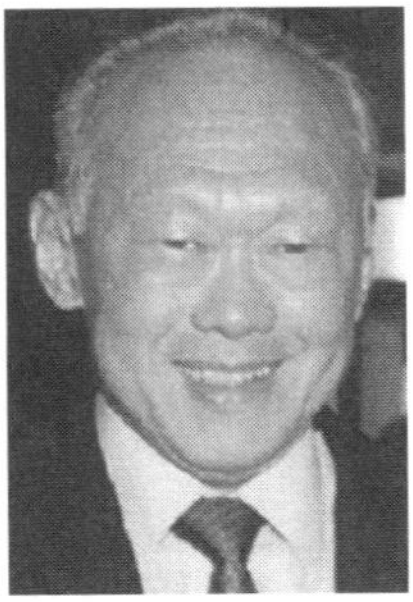

高く評価してる、シンガポールをやっていた学生が、私につきつけた問題があるの。それで私は、開発独裁は一つの形だけれど、私が考えている内発性とは違うのではないかと……、でもね、リー・クワンユーはリー・クワンユーなりに内発的なのよね。

上田 アイディアは内発、やってることはかなり内発的でしょう。外国のモデルをまねしてないから。だけれど独裁ですね。

鶴見 そうなの。

上田 民主的じゃないですね。

鶴見 だからそれを支持する場合と、支持しない場合で、大変もめて、これは彼が書いた博士論文になって、それで研究所の中でも大問題になったの。先生、それは問題なの。学生のレベルだけでなくて、研究者のあいだでも……。

指導者の内発性と民衆の内発性

鶴見 リー・クワンユーは、中国系ですね。シンガポールは中国系が多い。それで非常に古典的な、中国のたとえば堯《ぎょう》◆・舜《しゅん》◆というのは、名君だとされていて、理想だとされています。だけど、それをいまにもってくると開発独裁になるんですね、いまおっしゃっ

◆堯（ぎょう）　中国の古伝説上の帝王。天体を観測して暦をつくり、舜を起用して洪水を防ぎ、よく天下を治めて、人民みなその徳に服したという。在位七〇年で、身分は卑しいが有徳の舜に位を譲る。後世、儒家は堯を聖人として、五帝の一人に数え、堯、舜の治世を天下が最もよく治まった黄金時代とした。

たように。リーダーは内発的だけれど、民衆との関係は、いまの言葉でいえば民主的ではない。それが内発性と言えるか。

これは上智大学にいた時の私のゼミにいた人で、お母さんが日本人でお父さんが中国の方という関係で、リー・クワンユーを大変に尊敬して、中国のことを非常に高く評価している人がいたんです。それでそのことが彼の博士論文に出てくるんです。それでゼミの中でも大論争したし、この博士論文をどうするかということで、国際関係研究所の中で審査に当たった、私も含めて複数の先生のあいだで非常に論争になったんです。

それで、これはどういうふうに考えたらいいか、結論は、その時はやはり民主主義ということが非常に欠けている。たとえそれが非常にいいことであっても、それでいいのか。それが内発的発展論かどうかということは置いといて、これが実際にいいことかどうか。つまり価値判断の問題が出てくるんです。それで、これは非常にいいことだとこの論文の著者は強く主張したんです。それに対して審査する先生方のあいだには、非常にいいことだと言ってしまうことに反対論があったし、学生のあいだの議論でも、それはいいことかどうかということで反対論があったんです。

私は、開発独裁はやっぱり独裁だと思うんです。だから、これはどうにかしなくちゃい

◆舜(しゅん)　中国の古伝説上の帝王。父母に孝行で名声が高く、堯は摂政として、その死後に天子とさせた。即位後、天下を統一。全国を十二人の長官に分治させ、禹を起用して、治水にあたらす。禹に人望があるを見て、これに譲位したという。儒家が堯、舜と並称した聖人。

けないんじゃないかと思ったけれど、その学生は非常に反対したんです。そんなことでは世の中に通りませんよ、と。

私、そのことをよく覚えている。学生のあいだも割れるし、大問題として、いまでも私はそれをどのようにしたらいいかと考えている。開発独裁でも開発するんだからいいじゃないかということには、私はならないと思うんです。だけどシンガポールのケースが、悪い例だと断定することもできないんです。つまり信仰の問題が関わってくるんです。リー・クワンユーの中にある信仰の問題。それから民衆の中にある信仰の問題は、響き合ってい

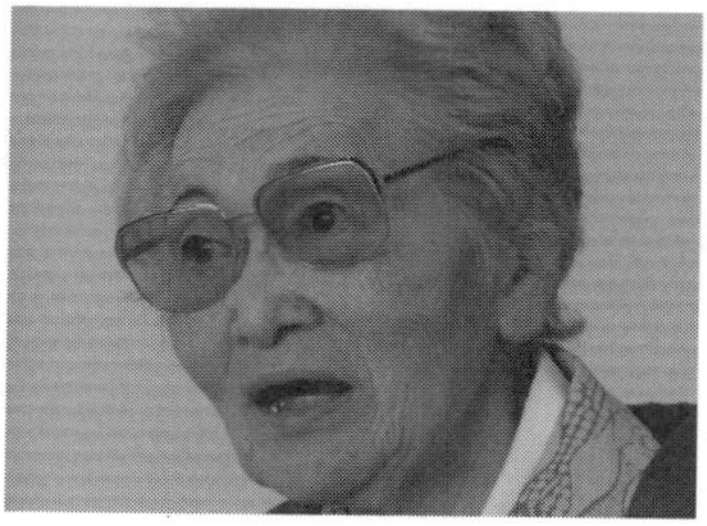

るんですよね。けれども独裁という形でそれが出てくることは、いま先生が非常にうまく整理してくださったように、指導者の内発性と民衆の内発性とは区別して考えなくてはいけないのではないか、というのが先生の問題提起だと思うの。

上田　そうです。

鶴見　私が考えていた内発的発展は、地域を単位をするという意味で、近代化論とは違うと考えているんです。その地域に住んでいる民衆の必要、ニーズという言葉はとても嫌な言葉だけれども、その人たちが望んでいる、その人たちが必要としていることに根拠を置く。それからその人たちの伝統、代々その土地で受け継がれていたところの信、信仰というのはある一定の宗教というのではなく、信念です、信じていること。私が信というのは、デューイ◆の『コモン・フェイス』◆では、これは何々宗教というのではなくて、ふつうの人の信仰から見て価値があると考えられることに根ざす、と定義のなかに入れてあるんです。だからリーダーだけの内発性ではないということがあります。それはどうやって折り合っていくかということは、まだ私は解決しておりません。おりませんけれども、リー・クワンユーのような場合に、区別して考えるということは非常に大事だと思います。リー・クワンユーの場合は、自分は独裁者であるけれども、このように導けばみんな、つ

◆デューイ（John Dewey）一八五九〜一九五二年。アメリカの哲学者、社会心理学者。プラグマティズムの哲学を大成。教育学者としても、とくに児童教育を実践的に指導。『民主主義と教育』『哲学の改造』他。

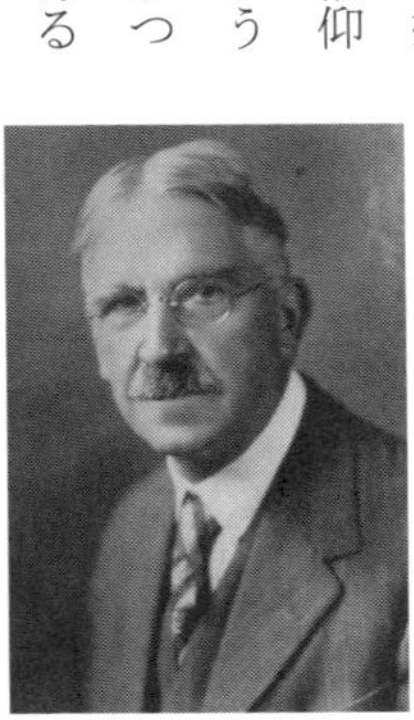

◆『コモン・フェイス』普通人の信仰。John Dewey, A Common Faith, Yale University Press, 1934. 鶴見和子『日本をひらく』岩波セミナーブックス、一九九八年、三九〜四二頁参照。

まり住民の幸福になると、そういう信念をもっているんです。けれどもそれは、リー・クワンユーが引っぱっていくことになります。

キー・パースン論

鶴見 その次に出てくるのは、キー・パースン論◆で、アメリカ流の社会学で大事なことは、リーダーシップです。支配者、上に立つ人の指導性があるのかどうか、民衆を引っぱっていくことができるのかどうか。そういうことがリーダーシップです。ところがリーダーシップというと、上下関係になるんです。リーダー・アンド・レッド(the leader and the led)といって、導く人と導かれる人の二元論になってしまう。だから民衆自身が求めている価値、民衆自身が求めている方法でやっていく。それを私は内発的発展論のなかに置くんです。

そうすると、今度はもともとリーダーとかリーダーシップということが重要だと言われている理論に対して、じゃあ、リーダーはどこにもいないのかというのが出てくる。そうすると、リーダーではなくて、市井三郎◆さんのいう「キー・パースン」なんです。いま、キー・パースンというのは非常に安易に使われていますが、もともとは市井三郎の造語で

◆キー・パースン　市井三郎の定義による。歴史の進歩をはかる価値基準を「各人が責任を問われる必要のないことから受ける苦痛を、可能なかぎり減らさなければならない」ことに置き、その「不条理な苦痛を軽減するためには、みずから創造的苦痛をえらびとり、その苦痛をわが身にひき受ける人間」のこと。

◆市井三郎(いちい・さぶろう)一九二二～八九年。哲学者。『哲学的分析』(一九六三年)でキーパーソン論を展開。『歴史の進歩とは何か』(一九七一年)においては、科学の歴史における様な進歩を人間の歴史に期待することはできないとし、歴史の進歩をはかる規準として「社会の各人が自分の責任を問われる必要のないことから受ける不条理な苦痛をへらすこと」をたてる。

す。『哲学的分析』◆の中から出てきた造語です。それが非常に安易に使われているんですけれど、キー・パースンというのはどういうのかというと、上から引っぱる人ではなくて、つまり不条理な不幸、故なくして差別されていること、それからいちばん卑近な例でいえば、男女の差別のある社会に女として生まれてきてしまったということは、自分が責任を負う必要がないんです。だから自分が責任を負う必要のない事柄から受ける不利、そういうものがより少なくなることが進歩である、市井さんは、それが発展の意味であると、まず置きます。進歩の意味を、そういうふうに置いたんです。つまり幸福の増大に置かなかった。増大ではなくて、自分が責任を負うことのないことから受ける不幸が少なくなるような社会というものが進歩なんだと。そういうふうに置いてしまうと、キー・パースンというのはどういうのかというと、自ら進んでそういう不条理な不幸を少なくする人は、自分が不幸になる可能性が非常に強い。そういう自ら招いた不幸をあまんじて引き受けて、そして不条理な不幸を少なくしようとする人がキー・パースンで、いま使われているキー・パースンと全然違うんです。

上田　全然違いますね。

鶴見　非常に違う。それを、私ははっきり内発的発展論の中に書いているつもりです。

◆『哲学的分析——社会・歴史・論理についての基礎的試論』岩波書店、一九六三年。

そういうキー・パースンというものと、リーダーシップを置き換えるんです。内発的発展論はリーダーという言葉を使わない。キー・パースン、社会をよくしていくのはどういう意味かというと、そういう意味だと。それを引き受けて、自らが不幸になる場合もあるし、ならない場合もある。先生のいわれるクライアント、依頼者の最善の利益に資するように働く人、それを先生は『ペリー・メイスン』から教えられたと。それがプロフェッショナルの任務である、目標であるということをおっしゃってますね。それに近いんです。

上田　義人◆ですね。

鶴見　そう、佐倉惣五郎◆。市井さんは佐倉惣五郎の例も引いてます。

上田　佐倉惣五郎もそうだし、イエス・キリストも十字架に架けられた後、この人は誠に義人であったと、ローマの百人隊長が言いますね。

鶴見　そういう場合でも、その方向に向かって進む。必ずそうなるのではないけれどね。そうでしょう、先生のクライアントの最良の利益というのは。たとえ自分に不利であってもそれをする人。だけど不利にならないかもしれないですね。

上田　うーん、そのへんはまたむずかしいな。それによって生計を立てるわけですからね、プロフェッショナルというのは。やはり最終的には職業だから。

◆義人　百姓一揆の指導者として、多数の農民のために一身をささげた者をいう。義民。明治維新後まず義人の呼称が使われたが、大正期ごろから義民の呼名が一般化した。

◆佐倉惣五郎（さくら・そうごろう）生没年不詳。近世の義民の代表者とされる人物。冤罪で処刑され、その祟りで先の堀田氏が滅びたとされ、その霊を慰めるために後の堀田氏によって祠が建てられたといわれていたが、その無実の罪の内容は不明確である。その後、数々の小説や戯曲によって、堀田氏の苛斂誅求と惣五郎の直訴、処刑、祟りが筋として定着した。幕末には農民一揆の鼓吹のために利用され、明治になると自由民権運動の先駆者とされるなど、社会史的意義が大きい。

鶴見　いや、最終的にはそれを理想とする人。

上田　それは理想で、いくつかのケースでは損になってもいいけれど、全体のバランスシートとしてはプラスにならなければやっていけない。職業としては成り立ちませんからね。

鶴見　それに非常に似てると思うの。必ず自分に対して不幸を招くように行動するわけじゃないの。結果として自分の不幸があっても、目標に向かって進む人のことですよね。それをキー・パースンとちゃんと定義したのよ。市井さんは定義して使ったの。ところがいまの流布している使われ方は、なんでもキー・パースンにしちゃう。

上田　たんなる重要人物というだけですね。義人というニュアンスは全然なくなってしまった。だけどそれは言葉が悪いですよ。もっといい言葉をつくるべきでしたよ、市井さんには悪いけれど。もっと義人というニュアンスが伝わる言葉をつくらなきゃ。

鶴見　そうね。だけどなにしろ市井さんは本当に自分で考えぬいた末に、『哲学的分析』という本の中で、それをちゃんと定義したのよ。

上田　定義したのはいいけれど、キー・パースンといってしまえば、やっぱり誤用されますね。

鶴見　ところがその誤用ということは考えなかった。だれもキー・パースンなんていう言葉は使わなかったからね。はじめて彼がつくった言葉だから、定義した。そして彼の著作の中では一貫してその意味で使われてる。で、私はこれがリーダーという考えに代わるべきものではないかなと考えて、内発的発展論の中でこれを使ったんです。

内発的発展論の二重の意味

上田　いまおっしゃっていることを少し簡単にまとめると、内発的発展論は、内発的であると同時にやはり民主的でなければいけない。あるいは民主的という言葉がよくないとすれば、その地域の大多数の人たちの内発でもなければいけない。その地域全体としてのとか、国全体としての内発だけではいけないということですね。でもそれは私は二重の定義だと思います。内発的という言葉を二つの意味で使って、それを重ねて使っていると思います。定義としては、ぼくは挑発的に申し上げますけれども、それは不備だと思う。それは内発的・内発的発展論ですよ。二重の内発を要求していますもの。

鶴見　そうかもしれませんけれど、私はなにしろ……。だれの内発かということをはっきりしたのは、私は多くの住民のというふうに内発的発展論を考えた。

上田　そうすると、意地悪くいいますけれど、たとえば、そういうことはありえないと言われればそれまでだけれど、先進国モデルでいけばその国の実情にはけっして合わない可能性も、ほかの人が見ればそう思うのに、その国の民衆が本当に民主的に考えて、やっぱり先進国モデルでいこうといって、やりだしたら、それはどうなるんですか。モデルは内発的でない、外発的なモデル、だけれどその決定過程は内発的であったと。

鶴見　それはしょうがないでしょうね。

上田　それでいくべきですか。いくべきというか、それを内発的発展と呼びますか。

鶴見　それはそういうことになりますね、私のいままで立ててきた理論では。

上田　そうかなあ。でもそれは……。

鶴見　だけどモデルは外発的ですね。

上田　モデルはすでにある。

鶴見　けれどもそれでいこうとしたという事実はたくさんありますからね、日本の中でも。いまもそうでしょう。だから世論調査すれば、アメリカについていくというのと、すれすれですよね。

上田　そう。それはいくら世論が操作されてるとかなんとかいっても、アメリカ・モデルがいいと思っている人の方が多いから。

鶴見　だけどあれはすれすれなんですね、いくらか行かない方がいいという方が、四六パーセント対四三パーセントぐらいですね。

上田　それは今度の戦争（アフガニスタン戦争）でしょう。

鶴見　そういうすれすれの場合もありうるということです。それからその方が多い場合には、それも内発性というよりしょうがないでしょう、私の定義から言えば。

上田　そうすると、内発性というのはむしろ手続き（proceedure）、つまり意思決定過程の内発性を重視しているのであって、モデルの内発性ではないということになりますね。

鶴見　そう。だから私が考えたのは、モデルと、おっしゃるように二重ですね。だから区別して考えなければいけない。そうです。

上田　非常に形式的にいえば、二重になって、モデル、つまり発展の方向が内発的であるか、外発的であるか。それから意思決定の手続きが内発的であるか、あるいは独裁的であるかという、四つの組み合わせがありえます。二かける二だから。

鶴見　そうです。まだほかにも組み合わせがあるかもしれません。

上田　あるかもしれないですね。だからその四つのモデルは、実際の地域や国の中にそういうものがあるんじゃないかという気がします。

鶴見 そう、確かにそうです。

上田 ただ私は、そのうちの意思決定が民主的に行われた、内発的に行われたのだけが内発的発展論だというのでは、内発的発展論の出てきた意義が薄れてしまうと思うんです。ですから四つのモデルが、内発的か外発的か、発展の中には二つのレベルにわたって内発的か外発的か、あるいは独裁的か、そういうのが問われるんだという問題提起だったと思うんです。そうするとその四つに分けて分析すべきではないか。四つのモデルがありうる、四つのタイプがありうるという。

鶴見 それは確かにそう。

上田 屁理屈ですけれど、私の言っているのは。

鶴見 いや、それは私が考えてなかったことで、だけどこの開発独裁の問題がすでに私の周囲で問題になっていて、まだ未解決です。

モデルの多様性――明治維新の場合

上田 もう一つの質問です。日本の明治維新◆の後の発達、外発的、外発的と言いながら

◆**明治維新** 一九世紀後半、日本の国内矛盾と世界資本主義の圧力とが結びつくなかで、幕藩体制が崩壊し、近代天皇制国家が創出され、日本資本主義形成の起点となった政治的、経済的、社会的、文化的な一大変革を総称していう。

ら、たとえば戦後のインドネシアなどと比較していきますと、援助は受けなかったけれど、外債を募集しましたね。ですからかなり借金を持っていました。それから治外法権みたいな居留地を認めたりということをやりましたね。

鶴見　だけどこれは撤廃。

上田　撤廃しました、結局は。それともう一つ、日本の場合には一つの国だけのモデルを追ったのではなくて、この分野はイギリス、この分野はドイツ、この分野はフランス、この分野はアメリカというふうに、非常にうまく組み合わせて、結果的には非常に賢明に、たくさんの国をモデルにしたから、たとえばインドみたいなイギリス一辺倒モデルではないですね。

鶴見　そうです。だけど戦後はアメリカ一辺倒。

上田　戦後はアメリカ一辺倒になってしまった。ただ、しかし戦後だって、福祉学者のなかには北欧モデルがいいという人もいれば、イギリスがいいという人もいれば、一時はソ連がいいという人たちもいたという形で、日本は外国にモデルを求める場合に、多様性を求めていましたね。それをどう評価するか。もう一つは、私が本当に歴史的な事実として知りたいのは、明治政府は結果的には非常に賢明だったんだけれども、本当に賢明に各国にモデルをばらまいたのか、それとも派閥がたくさんあって、派閥が結果的に違ったモデルを選んだだけなのか、そのへんが知りたい。

鶴見　そういうことはわからない。

上田　わからないですね。でも知りたい。それは結果的に賢明だったのか、本当に賢明だったのかということです。結果はよかったと思うんです、一つのモデルだけを追っただけよりは。

ただ、日本でそれ以来いまでも続いているのは、モデルの戦いです。福祉をいう人にもイギリス派がいたり、オランダ派がいたり、デンマーク派とスウェーデン派がけんかしたり、そういうふうにみんな自分が研究している国が一番いいと言って、それでモデルの戦いが続くというのが一番困ります。

鶴見　だけど、それはそれで面白いの。

上田　面白い。ただ、モデルの戦いに終始してしまって、自分の足元の日本から出発してないという場合がすごく多い。だからいまも続くモデルの戦いをどう評価するか。

鶴見　私はそういう戦いは暴力の戦いじゃないから、いいと思うの。それは私は戦いと言わないで、葛藤というの。

上田　アメリカみたいに外国に関心がないというのより、よほどいいですよね。アメリカは外国がどうやろうと全然関心がない。

鶴見　葛藤するなかから出てくるの、新しいものが。

上田　葛藤して、そのなかから日本にとって役立つものが出てくればいいんですけどね。

鶴見　そうなんです。だから自分のところに根ざして、どれがいいかというならいいの。

上田　そうじゃなくて、たんに世界で一番、デンマークがいいという人と、いや、オランダがいいという人がけんかしてるなんて、じつにナンセンス。

鶴見　それはおかしい。

明治維新以後の日本の発展の場合

上田　開発独裁の問題は、私は明治維新以後の日本の百何十年の発展のことをどうとらえるかに、すぐ関係してくると思います。日本のモデルは外発的で、夏目漱石が言ったとおりに、外国のモデルを追い求めた。ただしそこで同じ外発的といっても、先ほどもちょっと言いましたけれども、欧米の先進国のモデルを追い求めて、追いつけ追い越せということでやったことは確かだし、それは夏目漱石がいったように、前のめりになってやって、上滑りであったことは確かです。しかしながらインドみたいに、一つの国、イギリスだけをモデルにするということはしないで、それぞれの学問の分野でも、違った国をモデルにしたし、軍隊でも海軍はイギリス、陸軍はドイツというふうに、モデルとする国を違えるということをやった。これは本当にだれか賢明な人がいてそうやったのか、たまたま結果としてそうなったのかわからないけれども、結果的には、インドみたいに一つの国のモデルだけを全部のモデルとするというよりは、ずっと賢明だったと思います。そこには外発的でありながら、いくばくかの自主性があったんじゃないかという感じがします。

ただ、開発独裁の場合と同じように、それをそういうふうにやるという意思決定をしていったのは、ひとにぎりの薩長政権の人たちの、それこそリーダーですよね。さっきの意味でのキー・パースンではない。キー・パースンというか、下からの開発とか、発展とか、いろいろな試みはみんな押しつぶされてしまって、権力的なやり方でそれは進められた。しかしほかの国と比べてみたら、日本の明治以後の発展が全部完全に外発的だったとは言い切れない面があるのではないか。少なくとも第二次大戦が終わるまでは、方式は独裁ではないけれども、独裁に近いやり方でやってきた。そうすると、そこをどう評価するかということは、日本人にとって、われわれにとってすごく重要な問題になってきますね。そ

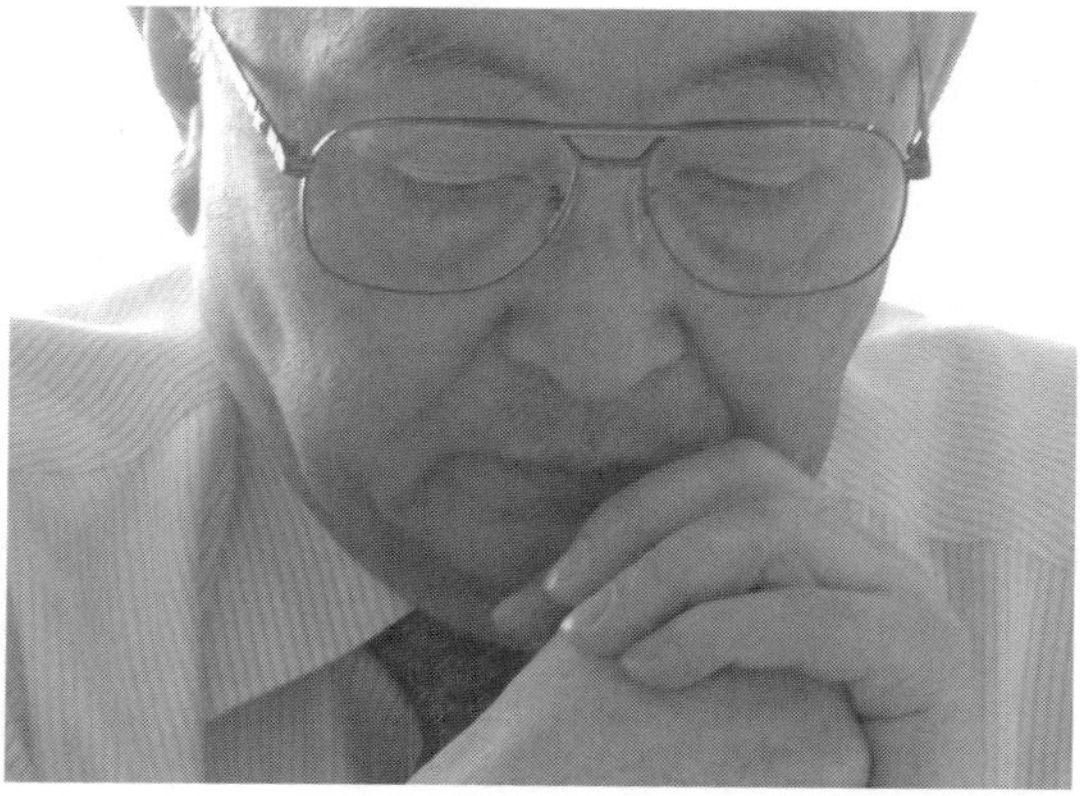

こはどういうふうにお考えですか、鶴見さんの内発的発展論からして。

鶴見　内発的発展論からすると、明治維新を遂行した人と、維新以後に明治政府を打ち立てた人は、人間が変わったんです。入れ替わったの。殺されちゃったの。幕末に、横井小楠◆だって、それから高杉晋作◆をどう考えるかにしても、山県大弐◆とか、殺された人がたくさんいるんです。そしてその後へ出てきた山県有朋◆とか――同じ山県でも有朋の山県と大弐の山県は違います――、それから伊藤博文◆とか、そういう人たちが明治政府をつくった。だから維新ではなくて政府をつくった。だからそのあいだには非常に大きな違いがある。

だから幕末にもう一度立ち返ると、さまざま

◆横井小楠（よこい・しょうなん）一八〇九～六九年。幕末・維新期の思想家、政治家。熊本に生まれる。学問と政治の一致を目ざし、〈実学〉を唱えた。五八年福井藩に招かれ藩政を指導。主著『国是三論』。

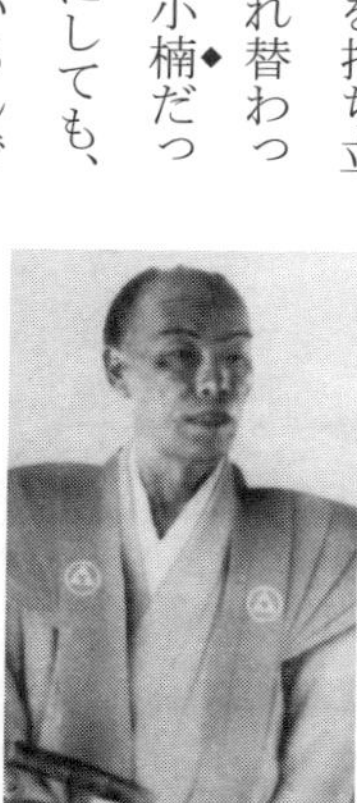

◆高杉晋作（たかすぎ・しんさく）一八三九～六七年。幕末期、尊攘・倒幕運動の中心人物の一人。長州藩士、藩校明倫館に学ぶ。吉田松陰門下、松下村塾の逸材で、奇兵隊を創設。

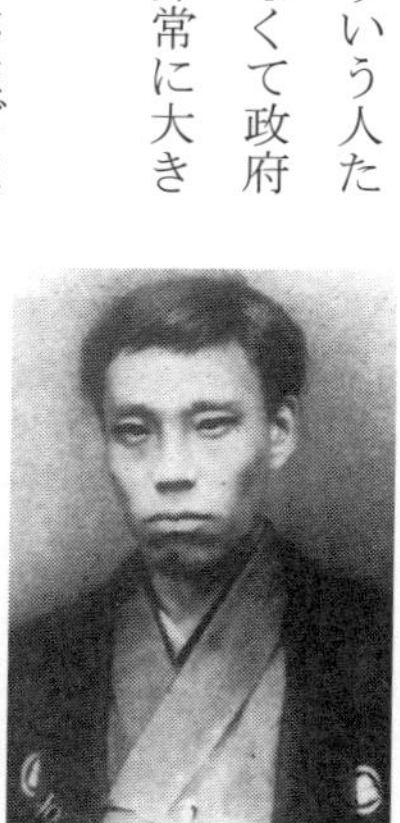

な可能性があった。横井小楠もあったし……、それをもう一度考えなおすということが大事ではないか。いろんな流れがあるけれども、歴史というのは可能性を一つ一つ押しつぶしていく、そういう道だと思うんです。だからいつでも選択肢はあったと思うんです。こういう道、こういう道と。それが一つずつ押しつぶされていった。そういうことだと私は思います。そして実際に独裁の方に傾いていく。それから外国モデルを使う方が早道だ、ということに傾いていったということではないでしょうか。だからどっちと決めることはできないんじゃないか。歴史というのは可能性のせめぎあいだと思うんです。

上田　私は何も明治維新なり明治政府なりを全部肯定しているんではないですよ。ですけれども、これはわれわれが選ぶことのできない過去ですよね。

鶴見　いまからはね。だけどそこには可能性が渦巻いていた。

上田　その時はあったでしょう。けれどもいまのわれわれにとってはもう選ぶことのできない過去です。それをどう評価し、その過去の遺産を将来どういういい方向に生かしていくかということを考えなくてはいけないですね。

鶴見　そう。だからそのために可能性を掘っていく。どんな可能性があったのか。そしてどうしてつぶされたのか。私、それが歴史というものだと思うんです。

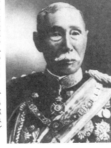

◆**山県大弐**（やまがた・だいに）一七二五〜六七年。江戸中期の行動的反幕府思想家。主著『柳子新論』。明和事件で死刑となる。

◆**山県有朋**（やまがた・ありとも）一八三八〜一九二二年。明治・大正時代の代表的な藩閥政治家。松下村塾に学び、尊王攘夷運動に挺身。維新後は元老、陸軍の最長老として軍や官政界に強大な勢力を振るった。

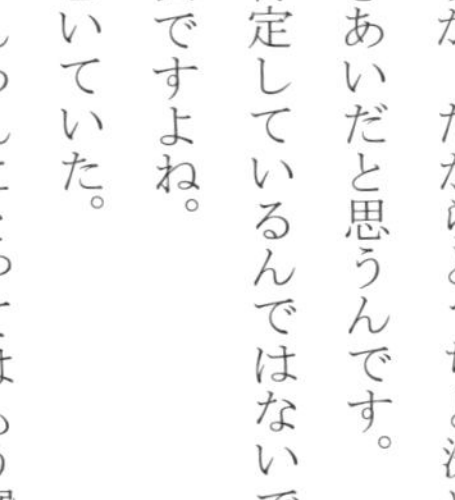

◆**伊藤博文**（いとう・ひろぶみ）一八四一〜一九〇九年。明治時代の代表的な藩閥政治家。吉田松陰の松下村塾に学び、高杉晋作らと尊王攘夷運動に挺身。維新後は、八五年初代総理大臣となる他、政府の中枢に位置した。

上田　それは大事だと思いますね。

鶴見　それは講談社の『日本の歴史』◆シリーズの推薦文◆に書いたんです。その中にはっきり、歴史というものはその時期に必ず可能性、選択肢があるものだと、それが押しつぶされないで、伸びていけばよかったと——私の内発的発展論の立場から、その方がよかったと思えることがありますが——、思うことがあります。だからそういうものを発掘して、つぶされた可能性を発掘していくことが、新しい歴史を次々に同じテーマ、明治維新なら明治維新、それからそれより遡って、通史としてやっていくときに、どういう可能性があったのかということを発掘していくことが、歴史を書き、歴史を読むことの大事な点であって、おそらくこのシリーズの中には新しい可能性の発掘があるであろうと。それによって私たちはもう一度、どうやったらこれから進めるかという宝物を、その中から拾いだしていくことができるのではないか、というような趣旨の推薦文を書いたと思うんです。だからそういうことじゃないでしょうか。せめぎあいですね、横井小楠もその一つですが。横井小楠はいまもってきてもちっともおかしくない。だから内発的発展と外発的発展、それから専制と民主的な民衆の意思、民衆の必要に基づいた方法で社会変化を起こしていく、それは違うんです。

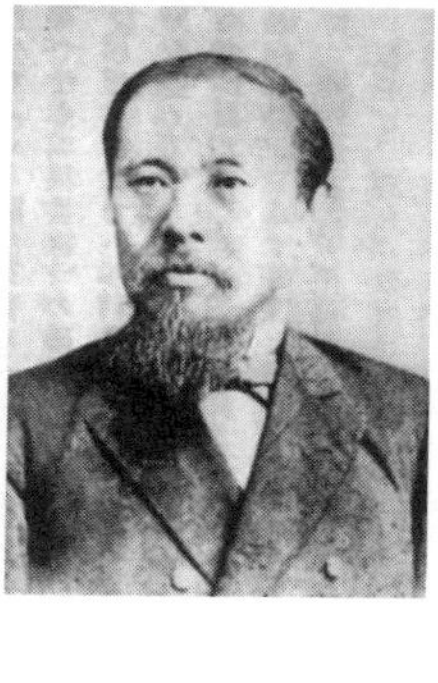

◆『日本の歴史』全二六巻、講談社、二〇〇〇〜二〇〇三年。編集委員＝網野善彦、大津透、鬼頭宏、桜井英治、山本幸司。

◆「個人史も、社会史も、そして世界史も、歴史は常に大小のわかれ道感覚で成り立っている。新しい史観と資料とにもとづくこの日本史には、それぞれの時代に、日本のなかのそれぞれの地域に、どんな可能性があったのか、抹殺されたものもふくめて、新しい発見があるにちがいない。
　この新しい日本史が、今、大きな岐路に立っているわたしたちにとって、だからいまおっしゃったように、二つの別の価値を、まだそれは全部じゃないけれど、別のカテゴリーとして考えて、組み合わせを考えるべきだ、それは大変いいご指摘で、私はまだそれをやってない。全部いっしょに考えている。そこから開発独裁の問題を処理しきれなかった。そういう点があると思います。確かにその点は不備です。ただ、なぜキー・パースンを置いたかというと、これまでの社会変動論は、リーダーシップというものに目を向けすぎているの。そうするとエリーティズムになる。エリートとマスという対立概念でいままで考えられていたんです。近代化のリーダーはだいたいエリートなんです。

上田　しかしリーダーシップというのはやはり必要だと思います。大事なのはエリートでないリーダー、あるいは民主的リーダーシップというものではないでしょうか。

鶴見　民衆の中からリーダーがあらわれる。それがキー・パースンです。

これからどのように地球上に生きていったらよいのか、ひとりひとりが深く考え、広く道をえらぶための新鮮なよすがとなることを期待する。」(鶴見和子「新しい発見」、『日本の歴史』シリーズ推薦文)

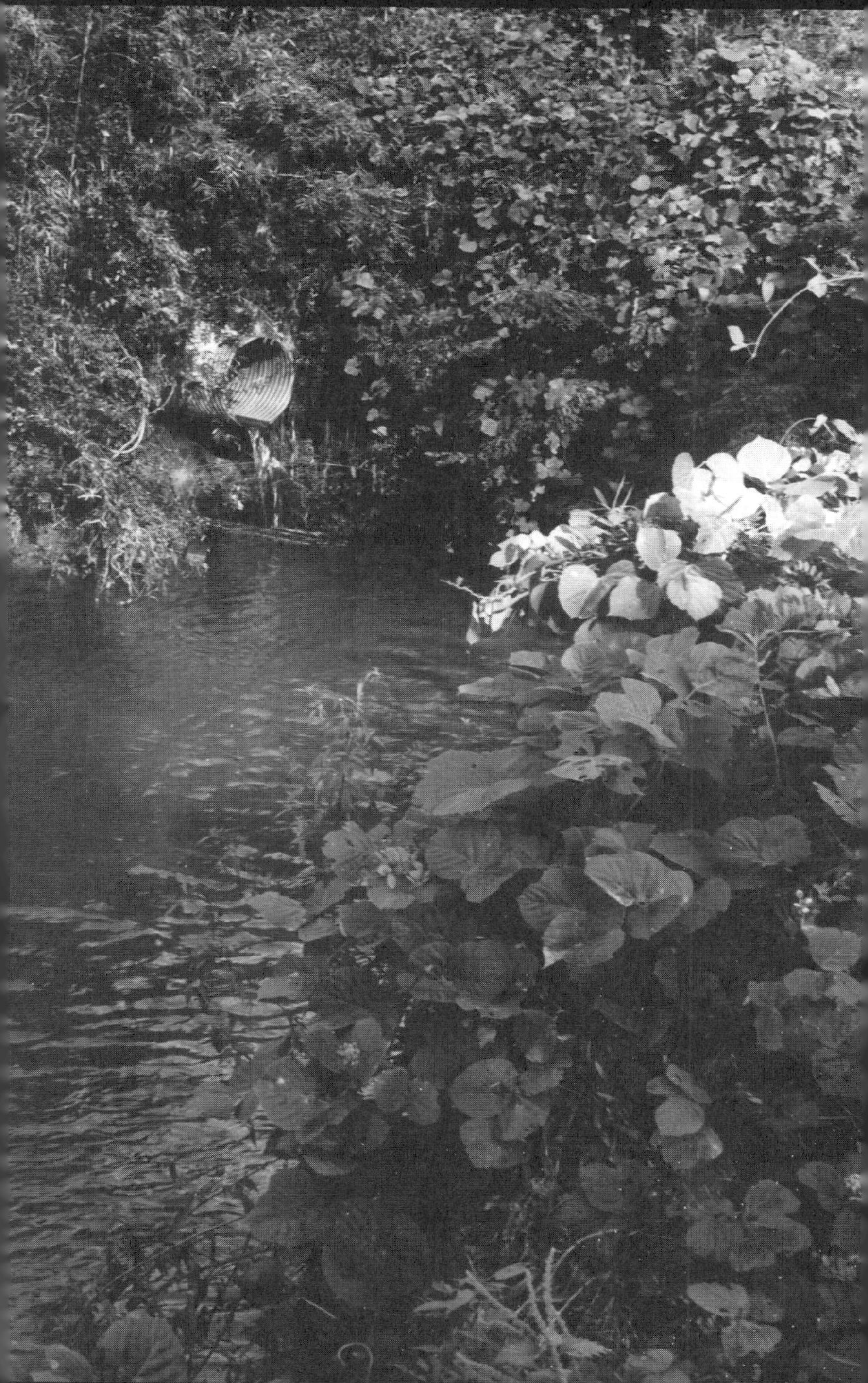

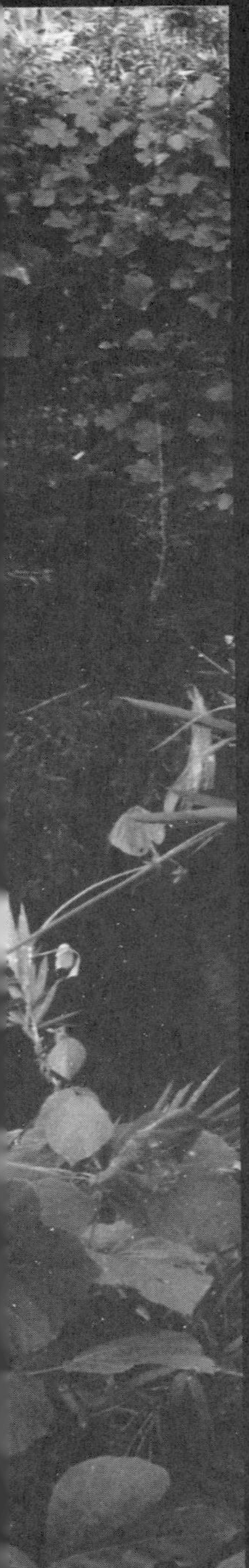

第7場

内発的発展論とリハビリテーションの思想2―援助

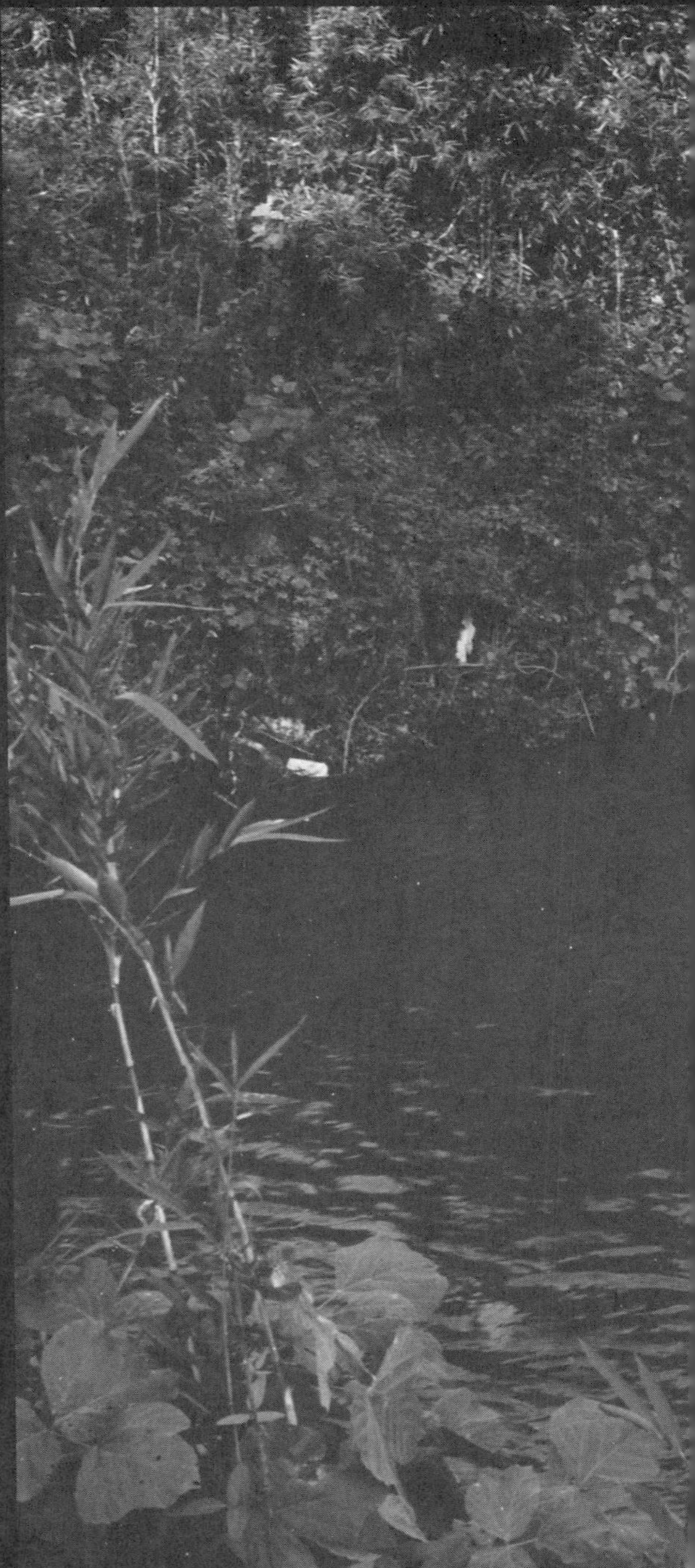

圧倒的な強国の援助

上田　リハビリテーションと内発的発展論は、個性を尊重するという意味では非常に似てると思うんです。自己決定権ということを尊重するということも、発展の内発性や自発性を尊重するというところで似ている。ただ、一つ大きな違いがあるのではないか。それは地域は地域として独立に……。

鶴見　地域単位で考える。国家単位で考えるのではない。

上田　地域でも国家でもいいんですけれども、一応それが独立で、自発的に発展していくものと考えていらっしゃる。ところがリハビリテーションの場合は、患者さんは自発的に発展するんだけれど、必ずそれを援助する専門家がいます。その援助者がまちがったやり方だと、完全に支配（dominate）してしまって、自発性を殺してしまいます。けれども、われわれが求めているのは、専門援助者はあくまで援助者で、しかし専門知識をもっていて、専門知識をフルに活かして援助して、しかしそれを本当に用いて発展するのは、その患者さん本人であるという考えです。けれども専門援助者が不可欠の存在です。これは先ほど言った「民主的リーダーシップ」に近いかもしれません。

鶴見　そこはあるんです。キー・パースン論というのが。

上田　いやいや、そうではなくて、国や地域レベルのことをいうんだから。キー・パースンというのはその中の人ですね。そうではなくて、ほかの地域なり、ほかの国なりが専門的に援助することです。こっちの方がノウハウをたくさんもっていますという形で、現に来てるでしょう。帝国主義もそうですよ。

鶴見　だから内発的発展論は内発だけではないの。外からのお手本を……。

上田　ちょっと待って。たとえば圧倒的な強国が援助をする。これはいまどこでもやっていることです。インドネシアでもインドでもパキスタンでも、アフリカのさまざまな国でも圧倒的な強国、それはほとんどアメリカだけれども、日本もやっているし、旧ソ連もやったし、そういう圧倒的な強国が援助という形で干渉したり影響を与えたりしているなかでの内発的発展というのを研究してきましたかということです。

鶴見　それはとてもいい問題ですね。それは考えてみなければなりません。ご指摘ありがとうございます。

自立と従属

上田　圧倒的な強国からの援助を受けるなかでの内発的発展というのは、たとえば韓国、インドネシア、インド、これは援助を受ける大国ですね。韓国はいまはそれほどでもなくなったけれど、かつてはそうでした。インドネシアやインドはいまでもそうですね。そういうところの内発的発展というのを、援助との関係でどういうふうにとらえますか。援助は全部悪だから拒否するのか。それとも援助は受けるけれども、それを自発的に使うということなのか。

鶴見　その問題はいままで国際関係論の中で論じられています。つまり援助する側がどのような援助をするか。つまりいつまでもこちらに頼らせる。従属論◆というのが一度流行りましたね。相手国をずっと従属させるような形の援助と、相手の国民、相手国の人々が自立できるような形で、いずれは援助が必要なくなるような形の援助と、そういう基準を立てて、援助する側の問題がある。つまり受ける側ももちろん問題なんだけれども、援助する側の問題として論じられることです。

上田　それがまさに、リハビリテーションの古いプログラムと、新しいわれわれのプ

◆**従属論**　一九六〇年代後半ラテン・アメリカの社会科学において登場した、既存の開発理論・開発政策に対する批判運動としての一思潮。A・フランクはその代表的論客。近代化論を批判し、第三世界の低開発・貧困が先進国の発展の産物であることであることを国際的視野のなかで主張する。

ログラムとの違いなんです。

鶴見 そう、わかります。

上田 いままでの医学、医療全体は、患者さんの従属性を永遠に続けさせることを、意図したかどうかは別にして、結果的にそうなっている。日本の医療はビジネスですから、非常にプライベート、「私」性が強いです。日本の医療制度というのは、医療費の支払いの面は国民皆保険でかなりパブリックなものになって、社会化（socialize）されているのに、医療の供給側の方は非常にプライベートであるという点で、そういう組み合わせは世界にあまり例がないんです。福祉国家においては両方とも公共的であり、アメリカのような資本主義の典型的な国では両方ともプライベートである。日本は中途半端に社会化された社会保障制度なものですから、逆に病院にとっては一人一人の患者さんからお金を取るのではなくて、国が代わりに払ってくれる。一人一人の患者さんは自分のふところはあまり傷まないで医療が受けられる。そうすると患者さんがずっと来てくれれば来てくれるほど、極端なことをいえば病気が治らずに、あるいは中ぐらいに治っただけでいつまでも来てくれることが病院のビジネスとしての医療にはいいという面があって、社会的入院があまりにも長すぎるとか、外来の依存度が高すぎるとか、そういう問題が起こっています。リハビリテーションでも、患者さんの自立のためにやっているはずのものが、じつは従属させる形になって、いわゆる「訓練人生」(これは大川先生の作ったことばですが)にしてしまい、いつまでも一人では自立できないようにしてしまう。そしていま、もっと恐ろしいのは、そういうリハビリテーションが反省なくまだ続いていることです。

そこに介護保険◆が入ってきました。そうすると従属させるリハビリテーションから、さらにバトンタッチして、従属させる介護につないでいくということになります、このままいくと。ですから私や大川先生は、リハビリテーションも目標指向的でなければいけないし、介護も目標指向的でなければいけないと。両方とも自立をめざすものではなければいけない。自立というのは、たんなる日常生活の自立もあるけれども、それに加えて精神的な自立を増強するようなものでなければいけないと言っています。それはまさに従属させるような、国際的な面で従属させるための援助と、自立のための援助の考え方の違いなんです。

自立のための援助

上田 ただ、今度また大きなレベルの話に戻しますと、国際的な面で自立のための援助という例は、事実上あまり多くないんじゃないですか。

◆介護保険
①公的介護保険　高齢者対策として政府が打ち出したもので、四〇歳以上から掛金をかけ、六五歳以後に介護が必要になった時に在宅、入所、入院などさまざまな形の介護サービスが受けられる保険。二〇〇〇年四月に発足。②私的介護保険　民間医療保険の一つ。介護が必要な場合に一定の条件つきで保険金が給付される仕組み。

鶴見　事実上多くないけれども、いま少しずつでてきているのは、ボランティアによる援助といいますか、たとえばＮＧＯがやっている。一つの顕著な例は井戸掘りです。水がなければ暮らせない。水がなければ農業から食べ物をつくることができない。そこでまず井戸を掘る。そのために井戸掘りができる人、日本がそこへ行くなら、そういう人たちに学んだ若者が行って、井戸掘りする。そうすると、私たちも参加していっしょに井戸掘りをしましょうという人たちが、その土地の住民の中から出てきて、いっしょに井戸を掘る。そして飲む水、それから畑に水を供給する。供給するというより自主的に生産するんです、井戸からの水を。それは自立に向かう援助になります。ところが実際にできた食糧を持って行って、無償よりも有償でどんどん与える。そうするといつまでも有償の食べ物に頼ることになります。そして与える方は、それだけいくらかのお金が入る。そしてずっとそういう形が続く。だからそういう非常に卑近な例で、自立に向かう援助と、従属に向かう援助が、いまでてきているんじゃないでしょうか。

上田　それははっきりあると思うのですが、おっしゃるとおり、障害者関係のＮＧＯは日本でも非常にたくさんありまして、とくにアジアに対して障害者自身の団体もふくめて援助をずいぶんやっているんです。それがあまりにもばらばらに行われすぎるので、民間のあいだで情報交換して、けっしてその方向を決めようとか、束縛しようとかいうのではないけれど、お互いにむだなことがないように、ほかの団体が何をやっているか知り合いましょうというような、障害関連のNGOの協議会というものをつくったりもしているんです。私もそれをつくるのを手伝ったんですけれどね。ただ、それはかなり現地の必要に応じたものがやられ、そして現地の人を教育しという形で、そして本当にボランティア精神で行われているというので、見ていても気持ちのいいものだし、成果が上がっているんですけれども、ただやはりなんとしても、きわめて小規模なんです。それで本当ならば、そういうことを国がODAと、ODAの予算を使って、すべてをそういうやり方でやるべきです。

鶴見　だからODAと、自立した民間の援助、それが対立するようになってはまずいですね。だからそれをどうやって組み合わせていくか。たとえば国連の難民高等弁務官、いまはどうなっているかわからないけれども、緒方貞子◆さんが弁務官でいらした時は、私が緒方さんのやり方をいいと思ったのは、ボランティアとして行っている人たちから聞いた話だけれど、緒方さんは非常に私たちをよく使ってくださった、私たちのいうことを聞いて、私たちがやれることはどんどんやらせてくださったと。そういう形になっていけばいい。だから従属に向かう援助と自立に向かう援助が、対立して行われるのはまずいです

◆緒方貞子（おがた・さだこ）一九二七年～。国際政治学者。元国連難民高等弁務官、元JICA理事長。上智大学教授を経て、七六年、日本で最初の女性の国連大使となる。多方面の国際的社会的活動と学問的理論的研究とを見事に相互補完させる稀有の才能をもつ。

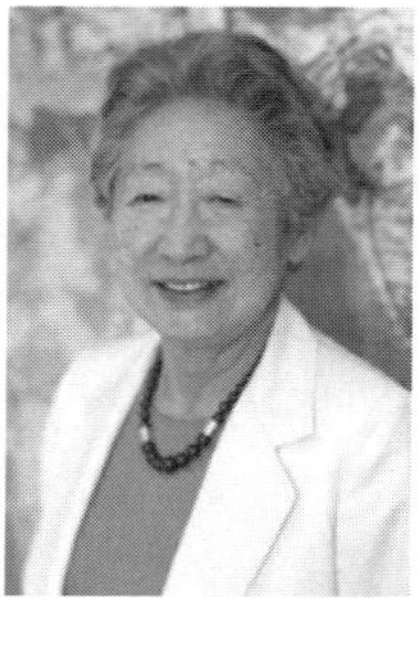

ね。むしろＯＤＡでは、援助が違うところに行っちゃう。たとえば、食べられない貧しい人たちに食糧を持っていくと、それが軍隊の食糧になってしまうとか、調べていくといろんな問題がありました。緒方さんのやった難民救済のやり方は、私はそういう点で先鞭をつけたのではないかと思います。ですから援助の問題はこれからずっと続くと思います。ことに難民の問題でそれがクローズアップされると思います。

上田　従属させるための援助ではなくて、自立のための援助に変えていくというためには、援助する側、ですからＮＧＯもふくめた、援助する方の国のなかにもＮＧＯもあれば政府もあれば、いろいろな複雑な構成をもっているけれども、そのなかでの努力ということは、非常に大事だと思うんです。けれども同時に、援助される国の方が自立に向かう援助を選択し、そういうものこそほしいんだということを要求し、従属を強めるような援助は拒否するという、そういう態度も内発的発展のためには必要だと思うんです。

鶴見　そう思います。それがまさに先生がおっしゃるリハビリテーションの問題ですよ。こちらがこうしてほしいと要求する、ぶつける、その自己主張ですね。それができるかできないかという問題があるし、文化の問題もあるし、貧しさの程度の問題もあるし、いろいろあると思うけれども、そのときに自己主張できないような文化、できないような

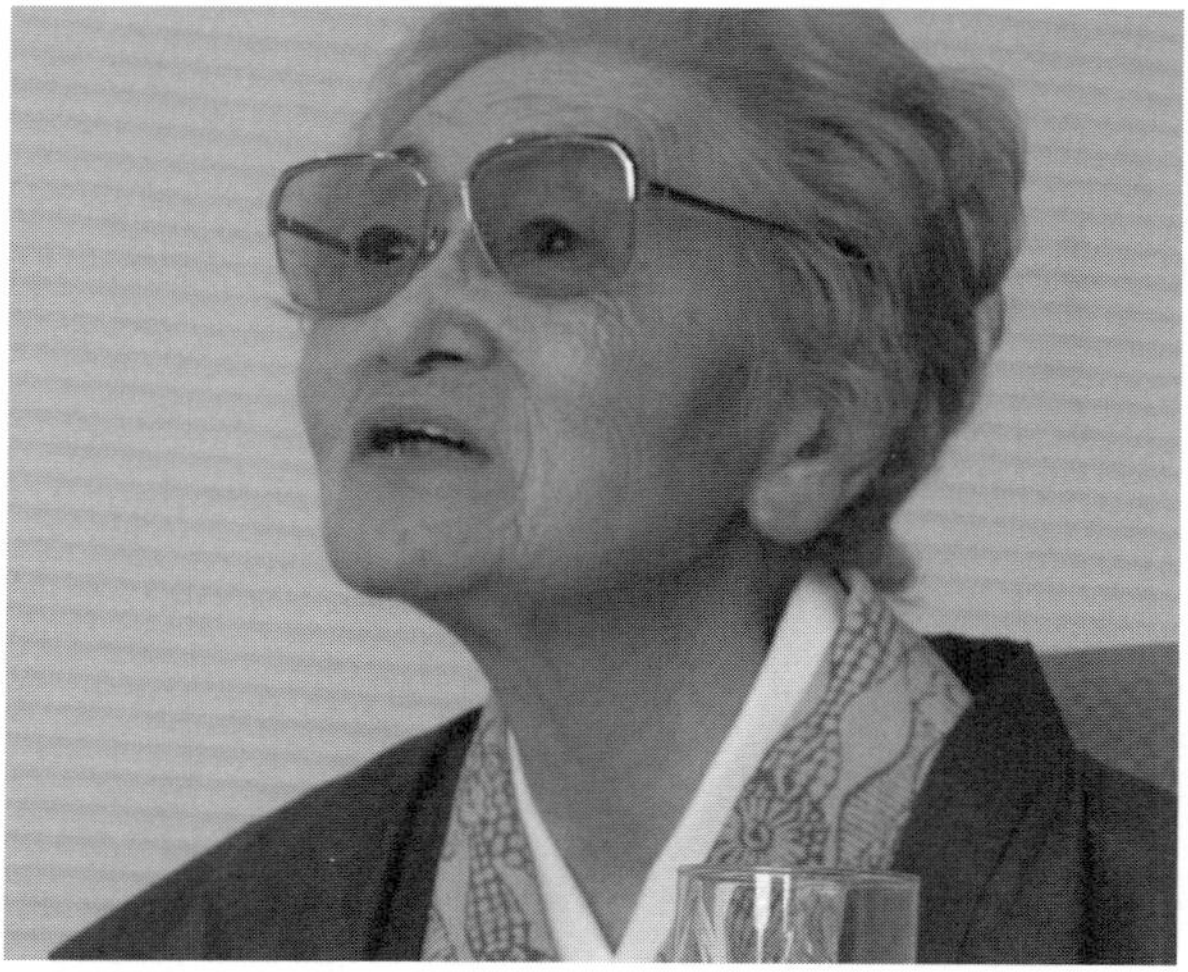

境遇にある場合に、リハビリテーションの問題がとても大きく関与してくるのではないですか。というのは、教育の問題があるわね。自己主張することはいいことなんだよという、教育をまずしなければだめね。そして自己主張できるように鍛えていく。それをだれがするかですよ。それを自己主張しないで押さえつけてずっとやっていくと、爆発が起こるのよ。これはテロの問題に関係してくるのよ。だからテロの問題というのは、社会学的に考えれば、すごく面白い問題なの、面白いといっては悪いけれど。つまりこれを解決する新しい社会学理論ができなくちゃなら

ない。

上田　テロの社会学というのはものすごく遅れていると思う。

鶴見　だれもやってないでしょう。

上田　だからきれいごとばっかりやってきたんじゃないですか、いままで。

鶴見　そう思う。内発的発展論もそこまでいくと、テロの問題にぶつかりますよ。

上田　それはそうです。だって内発的に発展をしたいのに、それをさせてくれないような国際社会に対する不満というのは、テロの形も取りうるでしょう。

鶴見　取りうるのよ。いや、取りうるんじゃなくて、取っているのよ。

上田　というか、今度のテロ（二〇〇一年九月十一日、ニューヨーク同時多発テロ）のショックで、二十一世紀というのは二十世紀よりもいい世紀になるだろうと思っていた夢が、私自身、まったく砕かれてしまったんです。もっと悪い世界になるかもしれないと思う。

「強い歴史」

鶴見　この二十世紀に形成された問題を積み残して次の世紀にいけば、みんな安心するのよ。日本流に水に流して……、二十世紀の悪いことを水に流して新しい世紀になる。

上田　大みそかの鐘の音とともに悪かった去年のことは全部水に流して、新しい年でございますという（笑）。

鶴見　二十世紀に積み残した罪は拡大再生産されるのよ、二十一世紀に。それでみんながほっとしている時にこれが起こったのよ。これはほんとに積み残した問題が拡大再生産されたからなのよ。

上田　まさにそうです。そして二十世紀の学問はきれいごとしかあつかってこなかったんじゃないか。

鶴見　私もきれいごとで……。だけど、きれいごとしかあつかわなかった学問をもって、アメリカ育ちですよ、私の学問は。それで水俣に行ったんだから、ショック受けたわよ。あれこそカルチャー・ショックよ。近代は斯く斯くなるということ、アメリカでなったとおりになるということ。

上田　一見、近代的な国家になったと思っていた日本の中で、まさに前近代と近代の悪とが、ああいう形で現れたんですね。

鶴見　だから本当に自分の学問を根底からなおさなくてはならないの。それこそ自立した学問をつくらなければ、解決なんてもうできないのね。だからどうやって少しずつ自

◆**レヴィ＝ストロース**（Claude Lévi-Strauss）一九〇八～二〇〇九年。フランスの人類学者。西欧中心の近代的思考体系への根底的反省を促して〈構造主義〉思想の展開を触発した。『親族の基本構造』（一九四九）、『野生の思考』（一九六二）、『神話学』四巻（一九六四―七一）『構造人類学』二巻（一九五八、七三）『悲しき熱帯』（一九五五）他。

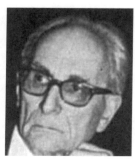

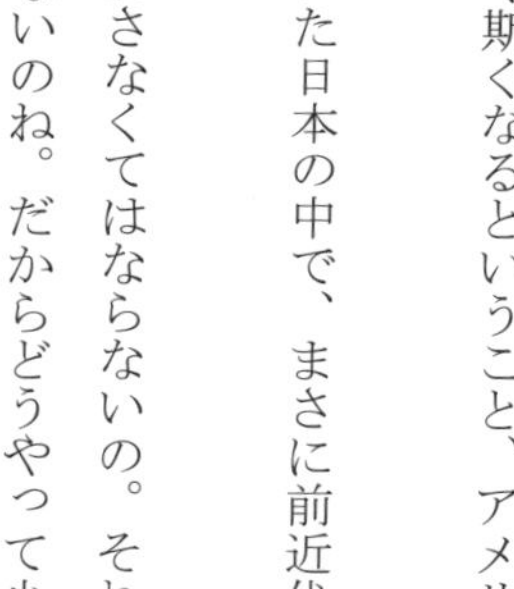

分を変えていくか。学問をしている自分自身を変えていくしかない。そこで私は病気になったの。それでこれがチャンスと思ったのよ（笑）。

上田　それはいいんだけれども、チャンスをもっとほかの人にも通じるように翻訳して発展させてもらわないと困るんです。話をそっちの方向に進めちゃうことになるけれども、レヴィ＝ストロース◆とサルトル◆が、それこそ三十～四十年前だけれども、すごい激論をやったことがあるというんです。あれはとても面白かった。サルトルの歴史的理性というものに対してレヴィ＝ストロースは非常に皮肉に、あなたのいっているのは「弱い歴史」であると。しかし「強い歴史」というものがあるんだと。弱い歴史に関する限りはあなたのいうとおりになるでしょう。だけどそのほかに強い歴史があって、それはそう簡単にはあなたのようには動かないんだと、サルトルの上をいくような議論を言ったらしいんですね。

　私にはそこはまだ本当にわからないんだけれども、二十一世紀のテロのようなこと、あるいはソ連の崩壊、ユーゴスラビアの崩壊以来、それまでは階級の問題が解決しさえすれば、民族問題だとか、ジェンダーの問題もみんな解決するというような理論が非常に強かったんですけれども、現実にはソ連が崩壊してみたら、階級というよりももっとずっと古い、何千年にもわたるような民族の問題の方が強い。ユーゴスラビアもそれで崩壊してしまう

◆**サルトル**（Jean-Paul Sartre）一九〇五～八〇年。フランスの哲学者、作家、評論家。ハイデガーに哲学を学ぶ。三八年小説「嘔吐」、四三年哲学論文「存在と無」、戯曲「蝿」。実存主義思想家としてその名を知られる。文学者の「政治参加」を主張。

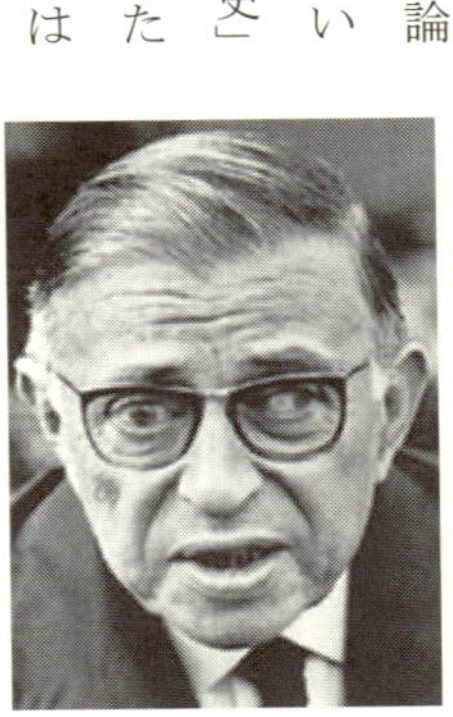

し、内戦が起こるし、旧ソ連でもチェチェンなどで内戦が起るし、アラブとイスラエルとの問題はますますこじれる一方だということで、階級で解決するどころか、じつは資本主義以前の、何百年も昔からの民族の問題の方が「強い歴史」ではないかと。レヴィ＝ストロースが言いたいのは、おそらくそういうことだったんじゃないか。

そうするとそっちの方が基層にあって、むしろ階級の問題とか、経済的な関係というものは表層であって、サルトルとかマルクス主義は、そういう表層の問題はうまく分析できていたけれども、深層にある、もっとどろどろした情念をたたえているような、民族というような問題は解決されないで、むしろ全然解決の方向に向かわないで、かえって出口を失って煮詰まってきてしまっている。それがああいうテロという一つの形で爆発したという気がする。そうすると、あとあっちでもこっちでも、いくつも爆発するんじゃないかという気がする。オサマ・ビンラディンを捕まえても、殺しても、あの一味を全部根絶したとしても、必ず次にあちこちから出てくる。

鶴見　そうなの、だからそれを育ててるのよ、いまの政策は。

上田　それはイスラエルとパレスチナがお互いに殺し合いをして、どんどん悪くなっていくのと同じですよね。

鶴見　そうなの。ここで歌をさしはさむと、

聖戦《ジハード》といい正義《ジャスティス》といい暴力は暴力を呼び果てしなからん

◆『山姥』二〇〇七年、七五頁。

そして自滅に行くのよ、人類は。

上田　そのとおりですね。いや、だけど自滅にいっては困るんで、そこを解決できる社会を。

鶴見　それが内発的発展論（笑）。

上田　そううまくいくかしら（笑）。

「外向型と内発型の結合型」は内発的か――鶴見和子

費孝通の最近の論文では、鶴見が外発型とみなしていた、珠江モデルを「内発型と外向型とを結びつけた方式」としているのである。

宇野（重昭）は、一九九一年十一月北京で費に会ったとき、この結合型を内発的発展と見なすことができるのか、と質問した。費の答はつぎのようであったことを、宇野は、東京での研究会の席上で披露した。

「外国の資本、技術が導入されてもよい。人材が提供されてもよい。設備が入ってもいい。しかしながら、にもかかわらず、内発型として発展することができる。」

費の答の意味を、宇野は、つぎのように説明した。外国資本を導入しても、郷鎮企業が外国資本の下請けとなって従属することではない。内発的な郷鎮企業が主体となって、外国資本を地域の住民のために役立てるということである、と。

費孝通は、「外向型」と「内発型」（傍点鶴見）とをつぎのように区別している。外向型とは、資金、経営、運輸、販売は国外の投資に依存する。内発型は、これらすべての面で、国外の資本によらない。そして、第三の型を外向型と内発型の結合型として新たに設定した。

鶴見が内発的発展というのは、外発的発展との対比である。モデルを自社会または自地域から創出するか、国外から借りるか、を問題にしているのである。費孝通の「内発型」と「外向型」との区別は、企業が、資本その他を国外から調達するか否かについていっているのである。発展のモデルが自社会もしくは自地域から生み出される場合でも、「外向型」「内発型」「外向型と内発型との結合型」の三種類があるというのが費孝通の考えである。費孝通の分類に従えば、内発的発展を担う地域の企業は、つぎのように分類することができる。

(1)内発型企業
(2)外向型企業
(3)内発型と外向型との結合型企業

さらに、(3)の結合型を、鶴見はつぎのように分類することができると考える。

①外向型が内発型を支配し従属させる。
②内発型と外向型とが一つの企業のなかで役割分担して併存する。
③内発型が主体となって、外向型を内発的発展の目標である地域住民の生活をゆたかにするために役立てる。

費孝通等が現在中国の異なる地域の調査にもとづいて新しい傾向として注目しているのは、結合型のなかの③の形である。最初内発型として出発した企業が、外向型をとりいれて、内発・外向結合型となる。そして結合型からふたたび内発型への転換をする、という経路があることを、事例をもって示している。外向型が、かならずしも、国外への従属を意味しないことを事例をもって検証しようとしているのである。

（『鶴見和子曼荼羅Ⅸ　環の巻』一五〇〜一五二頁）

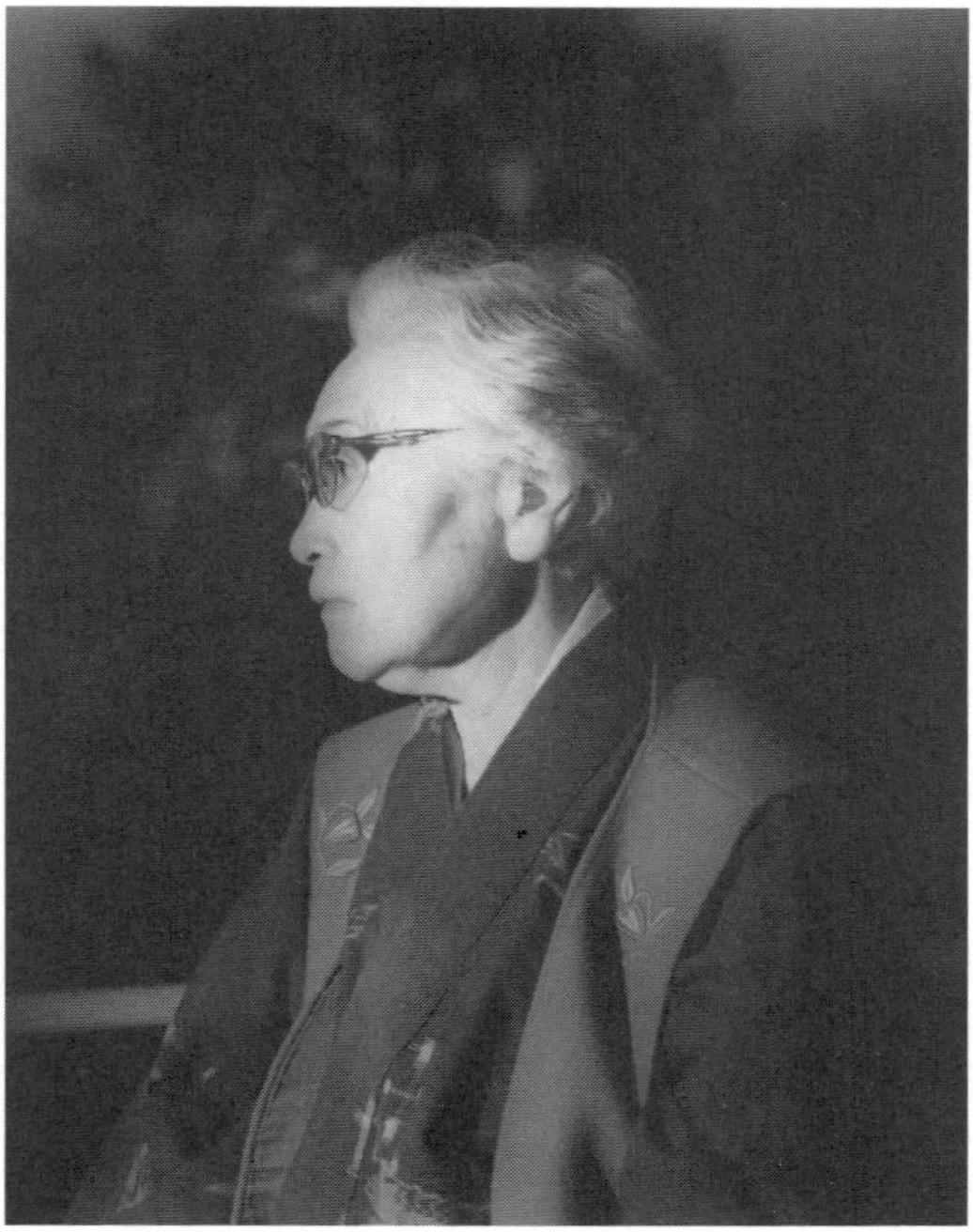

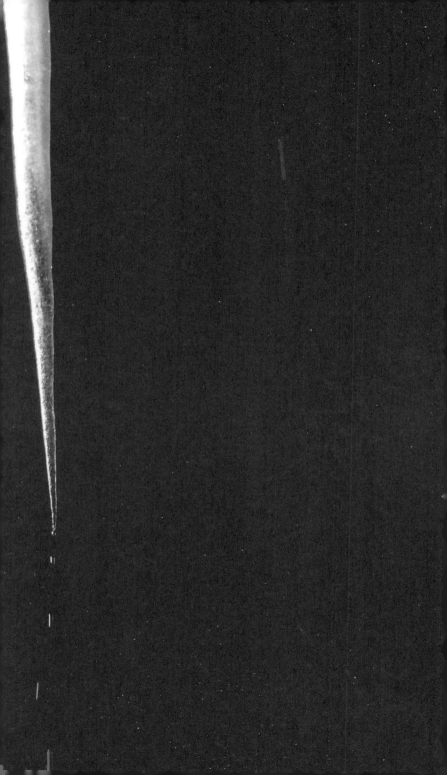

第8場

内発的発展論の模式と検証

異なるものが異なるままに共存する

鶴見　いま民族とおっしゃったけれど、それから文明とか、宗教、いちばん底にあるのは宗教ですよね。その多様性、異なるものがある方が人類は生き残る可能性が多い。これはエコロジーからいってもそう。

上田　そのとおり、生物学的にもそうです。

鶴見　生物学的なことです。これをはっきり言ったのはクストー◆です。私が倒れた年（一九九五年）に、国連大学とユネスコ主催のシンポジウム◆が国連大学で行われた。そこの基調講演でクストーがこれを言ったんです。それでこれだと思ったの。つまり、異なるものが対立する場合と、ただ違うという場合がありますけれど、対立し、矛盾することはたくさんあるんです。そうすると、多様性というのは、矛盾するもの、対立するものがたくさんあればあるほどよろしいということなの。それを解決するのは、いままでは戦争であるということで、やってきたの。

だけれど、異なるものが異なるままにともに助け合う、これが共生という思想です。助けあい、補いあう。そういう論理というものはないかということなの。アリストテレス◆の矛盾

◆クストー（Jacques-Yves Cousteau）一九一〇～九七年。フランスの海洋探検家、記録映画製作者、地球環境学者。四三年、ガニアンとともに潜水器「アクアラング」を開発、海洋科学船カリプソ号で世界の海をめぐる。著書『沈黙の世界』他、ルイ・マルと共同監督した同名の映画も有名。

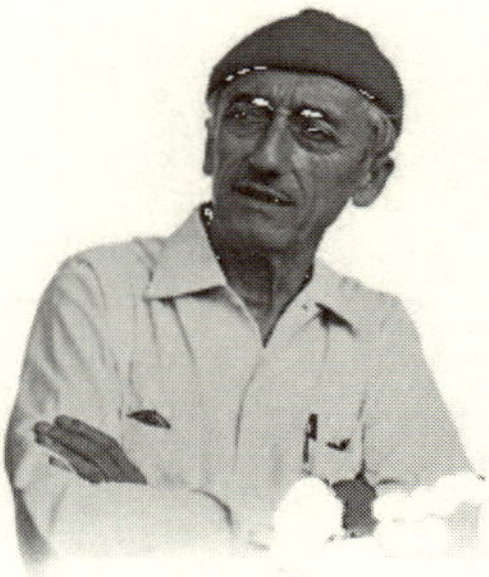

◆シンポジウム「文化と科学」、一九九五年九月。基調講演は大江健三郎とJ・イヴ・クストー。鶴見は「ミナカタ・マンダラ——未来へ向けてのパラダイム転換」の報告を行う。

律、同一律、排中律、これは異なるもの、矛盾するものは戦いあうということにつながってくるんです。だけれど、矛盾し対立するものがお互いに包摂しあって、異なるものが異なるままに共生するという、そういう論理というのはないかというので探してみると、ほかにもあると思うんですけれども、曼陀羅なんです。これがインドの古代論理なの。それで私は曼陀羅というものに執着して、私の内発的発展論というプロト理論、原型理論が、一応、私なりに完結するのは、この曼陀羅の論理構造をこの中に導き入れた時だと思っております。

そういう論理をふまえて、つまり内発的発展論の足りないところは、一つの社会、国というのは嫌だから一つの社会、その中に地域がたくさんあると。それでも矛盾対立するものは出てくるんです。だからいちばん上にいったものがほかのものを押し殺すという形にいまでもなっている。それがたとえば沖縄です。軍事基地を沖縄にどうして押しつけるのかという問題があって、それは違うところを押さえつけるということです。だからそうでなくて、違うものが違う価値をもちながらいっしょに助けあえる。そういう論理を内発的発展論の中に導き入れることによって、私は内発的発展論を私なりに完結できる。

上田　いや、それは大筋においては賛成ですけれども、内発的発展論を提唱された鶴見さんは、そこでとどまっていてはいけないと思います。

◆アリストテレス　BC三八四〜BC三二二年。古代ギリシアの哲学者。「万学の祖」と呼ばれるように数々の分野で後世に大きな影響を与えた。

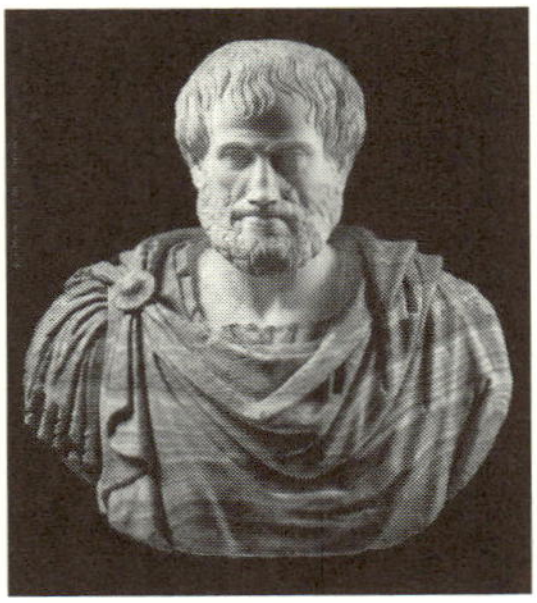

鶴見　あ、そうですか（笑）。私はそこでもうだいたい死期が迫る。

上田　いやいや、とんでもない話。

模式を集める

上田　それは私は、やはり社会学なんだから、世界中を飛び回ることはできないにしても、少なくとも文献的なもので、いま言った内発的発展論のいろいろな類型◆（type）じゃなくてモデルですよ。中国の例でいえばモデルですよ、さまざまなモデル。

鶴見　模式《モウシ》◆。

上田　模式。私は中国のある一つの省の中にさまざまな模式があるという、これはじつに面白かった。

鶴見　中国全体にしたら大変な数の模式なのよ。

上田　それでいま言われたようないろいろなことは、いま言われた形だけでは、そういうことをあまり信用しない人からみれば、たんなる理想論で終わりなんです。人間はそんなに甘くないと言われて終わりになってしまう。だから模式を見つけてください。

鶴見　つまりそれがわれわれの怠慢なのよ。

◆類型（type）　たとえば「伝統的社会」対「近代化社会」というように、それぞれ構造的特徴をもって定義づけ、さらに「近代化社会」を先発国と後発国に分けて、先発国はその構造を自社会から創出した（内発的に）社会であり、後発国は、先発国から手本を借りうけて近代化した（外発的に）社会であると定義し、分類する方法。一般的には二分法の形をとる。

◆模式（model）　次頁参照。

●模式とはなにか

　さまざまな地域の発展について、実態を調査しデータを集めて、これらのデータからその発展の特徴について一般化(generalization)を行う。その場合、予め設定した類型をもってデータを整理し分析して、一般化を行う。

　模式とは費孝通の造語である。かれは、これを英語でいえばmodelであるといった。かれは中国のさまざまな地域の発展の形態と経路とを実地調査して、そこから一般化した特徴づけをおこなって、模式とした。

　費孝通はまず類型をつぎのように設定した。外向型と内発型である。外向型とは、資本、経営、輸送、販売を、国外の投資に依存する。内発型とは、これらすべての面で、国外の資本に依存しない。そして、中国の各地域の発展には、①外向型、②内発型、③内発型と外向型の結合型があると、三類型を設定した。③の結合型をさらに三つに分類した。❶外向型が内発型を支配し従属させる、❷外向型と内発型が一つの企業の中で役割分担して併存する、❸内発型が主体となって外向型を地域住民の生活を豊かにするために役立てる。そして、①蘇南模式（江蘇省南部）と②耿車（ゲンチャ）模式（江蘇省北部）、③温州模式（浙江省南部）、民権模式（湖南省）および珠江模式（広東省）を費は一九八〇年から一九九四年までに析出した。

　これらの類型を使って、各地域の模式を費はつぎのように特徴づけている。最初に出発した蘇南模式は、内発型として出発して、その後内発・外向結合型に転化が進行中である。珠江模式は外向型の企業がもっとも多い。費がもっとも注目しているのは、出発点が内発型または外向型であっても、多くの地域で、両者の結合型があらわれ、それが❸の形態に進むか否かということである。このように類型と模式とは二者択一の方法論ではなく、類型は抽象的に設定されたものであり、模式は、各地域の発展のデータを類型をもって整理して特徴づけたものである。模式ははじめから発展をプロセス・モデルとして分析するために設定されたのである。（鶴見和子）

＊鶴見和子「内発的発展論と模式論」（『鶴見和子曼荼羅Ⅸ　環の巻』）参照

上田　私だったらできるかぎり、自分が経験したたくさんの患者さんを記載し、分類し、分析します。幸いにして、居ながらにして患者さんが来てくれますから、医者の得なところは。一人一人の患者さんに最良のサービスを提供しようとしていろいろと苦心し工夫してやっとうまくいく。それが結果的に貴重なデータとして残る。ですから私たち臨床の医者にとってはカルテ（診療記録）というのは宝の山です。調査に出かけなくてもデータがどんどんたまっていきます。

鶴見　いいわねえ。うらやましいわ。

上田　そうするといろんな理論を立てるときには、たとえばこういう生き方があるといえば、この患者さんの例、別のこういう生き方もあるといえば、あの患者さんの例と、モデルをだす。それは一例ではけっして法則にはならないけれども、しかし法則の可能性を示します。こういう一例がありますというのは、ないのとは全然違う。

鶴見　そう。ないということをいうのは大変なことで、一例が大事。

上田　それからこういうふうにいけばうまくいくんじゃないかと。それだけ言ったらそれは理想論で、そんなに世の中は甘くないよ、というので終わりになってしまうけれど、いや、うまくいった人が一人います、鶴見さんを見てくださいと（笑）。あれは例外的に変わった人だからと言われてしまうかもしれないけれどね。でも、ぼくはそういう調査というか、文献調査でもいいから……。

鶴見　私はそれをしようと思っているうちに、もう力尽きて倒れました。

上田　力尽きてない（笑）。それは怠慢です（笑）。

鶴見　はい。だからこうして先生方のお話をうかがってるのよ。

上田　あるいはお弟子さんを総動員して、インドネシアはいま激動してるでしょう、スカルノ◆も開発独裁だった、スハルトはまた違った開発独裁だった。そして日本から援助をたくさんもらって、それがずいぶんスハルト一族の懐に入ってしまったりして、本当に現地の民衆は潤わなかったかもしれない。けれどもまた、いろいろな運動があったと思うんです。そういうのを分析する人がいるべきだと思うな。

鶴見　一人候補があるの。それは中村光男◆さん。中村光男さんは学生運動から出てきた人よ。それで今度はアメリカに留学して、人類学をやって、インドネシアに興味をもって、インドネシアでフィールドをやって、いままでずっとインドネシアのイスラムを研究してきたの。東南アジアの研究者とともに英語で『東南アジアにおけるイスラムと市民社会』◆という本を出しました。それは日本語ではまだ出ないんですけれど、いずれ日本語にしたいと

◆**スカルノ**（Sukarno）一九〇一～七〇年。インドネシア民族主義運動の指導者、インドネシア共和国初代大統領。誕生期にあったインドネシア民族の統一と団結の体現者であり、彼自身「人民の代弁者」であることを生涯を通じて自任していた。

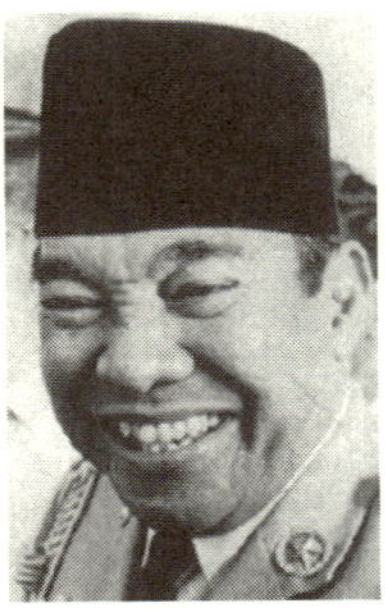

◆**中村光男**（なかむら・みつお）一九三三年～。文化人類学、東南アジアのイスラーム研究。コーネル大学人類学博士。千葉大学名誉教授。

◆"Islam and civil society in Southeast Asia", Seng Lee Press, Singapore, 2001.

言っているんです。インドネシアにおける内発的発展と、プラス・イスラム、イスラムというのは非常にいろいろあるらしいんです。つまり都市でいろんなさまざまな民族、さまざまな宗教の人たちといっしょに暮らす知恵をもっているイスラムという、そういうのがあるんですって。それでインドネシアのイスラムは、そういう市民社会を形成する知恵をもったイスラムだと。そういう主張なんです。奥様の中村緋紗子さんは、イスラム法典と女性の問題についての本も出していますし、二人ともインドネシアのイスラムをやっているんです。

上田　それは貴重じゃないですか。イスラムを正しく理解するというのは、これからの日本にとっても、世界中にとっても、ものすごく大事なことですね。

鶴見　板垣雄三◆さんが『朝日新聞』◆に書いていらしたのは、とてもいいと思うんです。あの方はいいわね。私の学生でも、最近、岩波書店から本を出しました。桜井啓子◆さんの『現代イラン』◆という本です。これは自分でイランのことばをちゃんと勉強してイランにいって、そしてあの不思議な女の服装、顔を隠した、そういう恰好をしてイスラムに入って、フィールドをやってきたんです。彼女は大学院にきた時に私のゼミに入ってきた。どうしてかというと、国際関係論でイスラム社会なんてやっている人はいなかったんです。そうするとやってる人がほかにないときに、私のところに来ることになってるの。私なら

◆**板垣雄三**（いたがき・ゆうぞう）一九三一年〜。東京大学名誉教授。エジプト現代史、パレスチナ問題などを専攻し、我が国の現代中東研究者の中心となっている。『アラブの現代史』（一九五九年）他。

◆「同時テロ 日本はイスラムとの仲立ちを」、『朝日新聞』二〇〇一年九月二十日。
「……世界人類を巻き込む現在の危機において、日本は日本独自の役割を演じなければならない。イスラム原理主義を批判し、「多元的な都市」を生きるイスラム文明の本来のメッセージを評価して、イスラム世界と文明的協力を進める決意を明らかにすべきなのだ。……」

◆**桜井啓子**（さくらい・けいこ）一九五九年〜。上智大学国際関係論博士。早稲田大学教授。イラン地域研究。『革命イランの教科書メディア——イスラームとナショナリズムの相剋』（一九九九年）他。

なんでも受けとってくれるって。それでずっとつづけて博士論文ができて、それが岩波書店から出版されたんです。

プロト理論を裏づける検証

上田　私は非常に口はばったいことを言いますけれども、学問の常道、常道はいくつもあるんだけれども、そのうちの一つとして、そういうプロト理論を出されたら、それを事実の裏づけで実証しなくてはいけない。それが本当の理論に行く道だと思います。

鶴見　いや、実証はとてもむずかしい、検証です。

上田　検証でいいです。だから実例をたくさん集めることです。

鶴見　それでまず、私たちは近代化の再検討といって『思想の冒険』◆を出したときに、まず中国へ行きたいと思った。その時は時期尚早と言われたんです。それで水俣に行ったんです。だから国内で一つやって、それから今度は中国に、時期が熟して、江蘇省の小城鎮工業化を何年か調査した。そして次はどこへ行こうと。そのあいだに大分県の一村一品運動◆を少し手がけて、それから金沢で、金沢も非常に内発的なんです。つまり大分県だとどうしても農村・漁村地帯になりますけれど、都市の城下町の内発的発展というので、金

◆『現代イラン――神の国の変貌』岩波書店、二〇〇一年。

◆『思想の冒険』　鶴見和子・市井三郎編、筑摩書房、一九七四年。

◆一村一品運動　地場産業という規模ではないが、地方の村や町単位の地域経済活性化の運動で、各地に特産品産業が生まれている。一九七九年十一月に大分県知事平松守彦が提唱したが、こうした運動は昭和三〇年代半ばころからあり、現在では全国的な広がりをみせている。通産省も八四年四月、地域小規模事業活性化推進事業をスタートさせた。地域の実践者の立場からの著書に、中谷健太郎『湯布院発、にっぽん村へ』(葦書房、二〇〇一年)等がある。

沢に通っていた。そういうふうにいくつか見ていたんですけれど、もう今は私はフィールドに行くことができない。だからフィールドをやってきた方からお話をうかがって、やっていくよりしょうがなくなってきた。

最近、藤原書店から西川潤◆さんの『アジアの内発的発展』を出していただきました。西川潤さんは『内発的発展論』◆という本を東大出版会から出したときに、大変いい論文を書いてくださいました。西川さんが、自分の早稲田大学のお弟子さんを動員してつくられたのが『アジアの内発的発展』◆です。それから私の大学院のゼミから出てきたのが、佐竹眞明◆さんです。この人はフィリピンでずっと調査をしていた。そしてフィリピンにおける市場経済と市場経済ができるもっと前の経済が、どのように生き残っているかという形で、内発的発展論を使って、フィリピンにおける内発的発展の本を出しました。また、松島泰勝◆さんは『沖縄島嶼経済史』◆という大著で、沖縄における内発的発展を論じました。というふうに、何人かがいろんなところへ行って、フィールドをやって、それをずいぶん時間をかけて本にしています。最近、いろんな本が出てるんです。

上田　ずいぶん広がってるじゃないですか。それを集大成してくださるといいんだな。

鶴見　西川さんと一度話しあってみたらどうかなとも思っているの。それから桜井啓

◆**西川潤**（にしかわ・じゅん）一九三六年〜。経済学者。早稲田大学名誉教授。世界経済論、経済発展論などを研究、南北問題や第三世界論、平和問題を一貫して追求。『第三世界と平和』（一九八七年）他。

◆『内発的発展論』鶴見和子・川田侃編、東京大学出版会、一九八九年。

◆『アジアの内発的発展』西川潤編、藤原書店、二〇〇一年。

◆**佐竹眞明**（さたけ・まさあき）一九五七年〜。名古屋学院大学教授。フィリピン地方経済、南北問題、在日外国人労働者、日本への移民などを研究。『フィリピンの地場産業ともう一つの発展論――鍛冶屋と魚醤』（一九九八年）他。

◆**松島泰勝**（まつしま・やすかつ）一九六三年〜。経済思想。龍谷大学教授。『琉球の「自治」』他。

◆『沖縄島嶼経済史――一二世紀か

子さんの『現代イラン』は、ちょうどいい時に出たと思うのよ。いま彼女は学習院大学の助教授です。彼女は本当に一生懸命やりました。

上田　それは不勉強で申しわけない。私はこれ（『内発的発展論の展開』）しか読んでないものだから、これしか読んでなくて口はばったく、これだけじゃだめだと申し上げたんですが、今うかがえばずいぶん各論的な研究が広がってるじゃないですか。

鶴見　最近です。ここ一、二年です。桜井さんの本が出たのは今年（二〇〇一年）です。それから西川さんの本が出たのも今年ね。『内発的発展論の展開』は一九九六年に出たものですから。最近、再版が出たんですけれど、書いたのは私の倒れた年ね。

上田　私はこれ以上に広がってないと思ったものだから、これだけじゃだめですと言ってしまった。それなら論文集でも出されたらどうですか。鶴見さんの編集で、鶴見さんが序論を書いて、各論をそれぞれの国について、そういう方が書いて、そして最後に主だった人でディスカッションをやるんです。

プロト理論を本当の理論に発展させるためには、実例をたくさん集めるということが大切。事例をたくさん集めて、その事例が本当にたくさん集まってくれば、それ自体は証明ではないけれど、証明に近づいていくんです。

ら現代まで』藤原書店、二〇〇二年。

鶴見 そう、事例研究。症例に対して事例。それを検証する。

上田 あとは統計学でやれば、もう証明になるんだけれども。

鶴見 まだそこまでいってない。

上田 そこまでいってないというか、なかなかそうは行きにくいでしょう、社会学は。けれども実例をたくさん……。

鶴見 実例というより事例。ケーススタディです。事例研究ね。

上田 事例研究を積み重ねることが大事ですね。

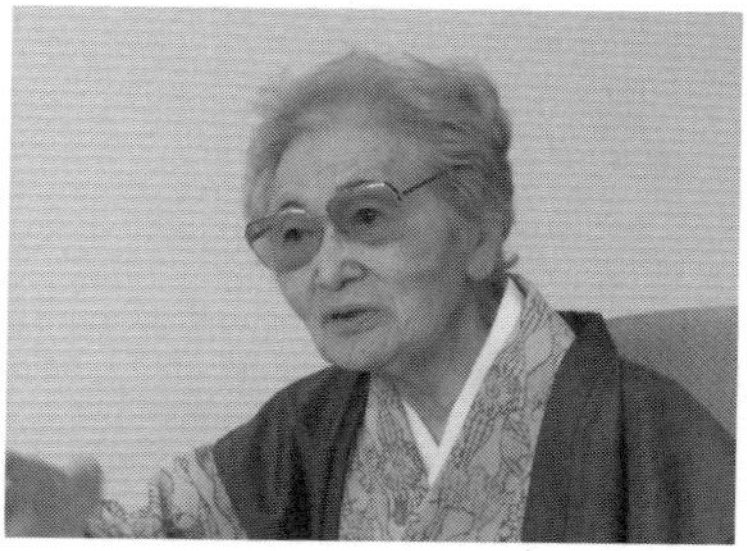

鶴見　そうなんです。だけどそれを人の一生でやりきれないのよ。

上田　だけど、いろんな人がやりだしたということは、いいことですよ。

鶴見　やりだしたというより、ずっと長くやってて、いまになって、本になった。

上田　本になりだした。それはいいことだ。本になるまで十年ぐらいかかりますものね。

鶴見　そうなの。だいたい十年ぐらいね。

上田　かかりますからね。それだけ十年前に播《ま》いた種が実りをもたらしてきはじめたということはすごいことだから、それを……。

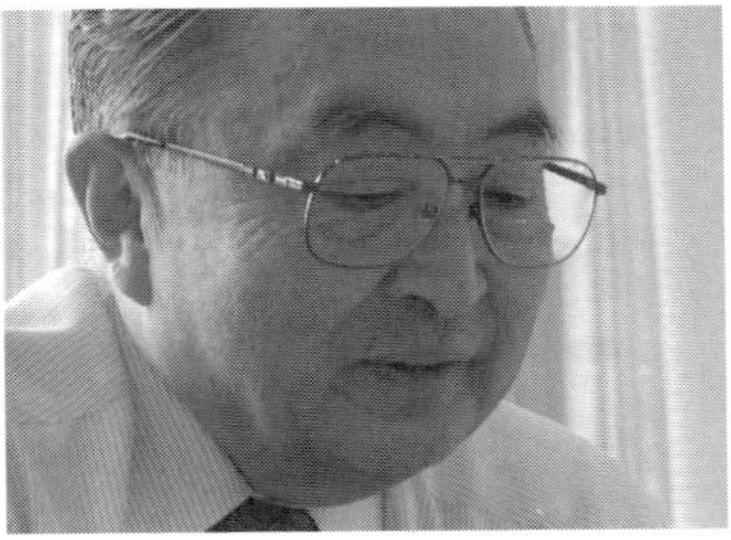

鶴見　だからうれしいですね、いま。

上田　近いうちに、ちゃんとそういう本を出してくださいよ。そういう本は価値がありますよ。こういう理論は、ある程度、事例が必要なんです。この本を読むだけだったら、さっきいったように、インドネシアはどうなんだ、これは分析しやすいものだけ分析してるんじゃないかというような言い方をしたくなるんですよ。ほかの国や地域に使ってみてくれないか、それでその見本を見せてくれないかと言いたくなるんです。

鶴見　もちろんそうなんです。だから中国をやったときは、中国は非常に早くやりたかったんだけれど、やっと時期が熟して、一応できたということ。

上田　でも中国は非常によかったですよ。結局、同じ県の中でも地域地域が非常な特徴をもっている。小さな地域……。

鶴見　そうなんです。大変なの。民族もずいぶん違います。

上田　だから、そういっては悪いけれど、費《フェイ》先生のような方と一つうまくコンタクトができると、その方の顔でというか……。非常に違ったモデルをたくさん一度にほとんど調べられた。これはものすごいことですよね。

鶴見　費孝通というのはすごい人ですよ。もういまは九十歳過ぎて、まだやってるんです。すごく元気なの。驚くべき人物よ。

普遍性のなかの多様性

鶴見　最後に、先生が書いていらっしゃることで、面白いんですけど、結局、いま普遍性と言われているものは欧米の社会で起こった事柄に基づいた普遍性で、その他おおぜいがいるのね、地球の上には。その他おおぜいは、だいたい人類の体験の外に出されてるんです。個別的な特徴を同じ土俵にあげていくことによって普遍性はより豊かになる。つまり普遍性のなかの多様性を、そういうことがこれからの科学の学問の問題だと思うんですよ。

そのことを先生がいままでのお話のなかに少しずつ出してくださったけれど、そこがとてもいいところだと思うのよ。日本では自己決定権とか自己主張、それから患者学というのをお出しになった。患者が選択するということが日常生活のなかで、文化としてなかったために、先生がそれに気づかれて、目を向けて、先生のリハビリテーションの理論はそこを強調することになったけれど、それは日本の個別性をいうだけではなくて、全体の普遍性をより豊かにする。普遍性といっているのは、その適用範囲が狭すぎたのよ、いままで。その問題は内発的発展論と結びついていくと思います。

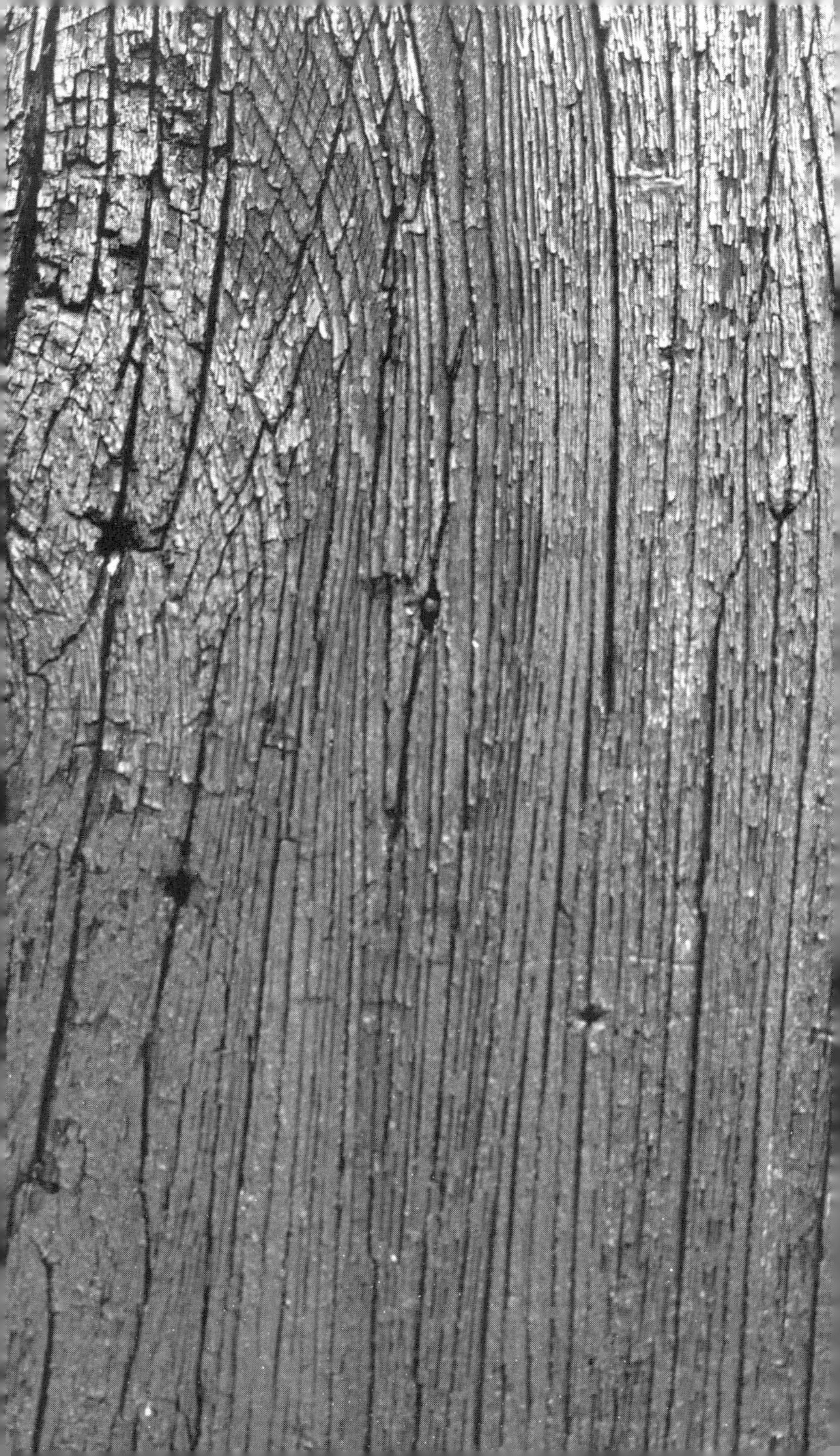

第9場 〝内発的〟リハビリテーション

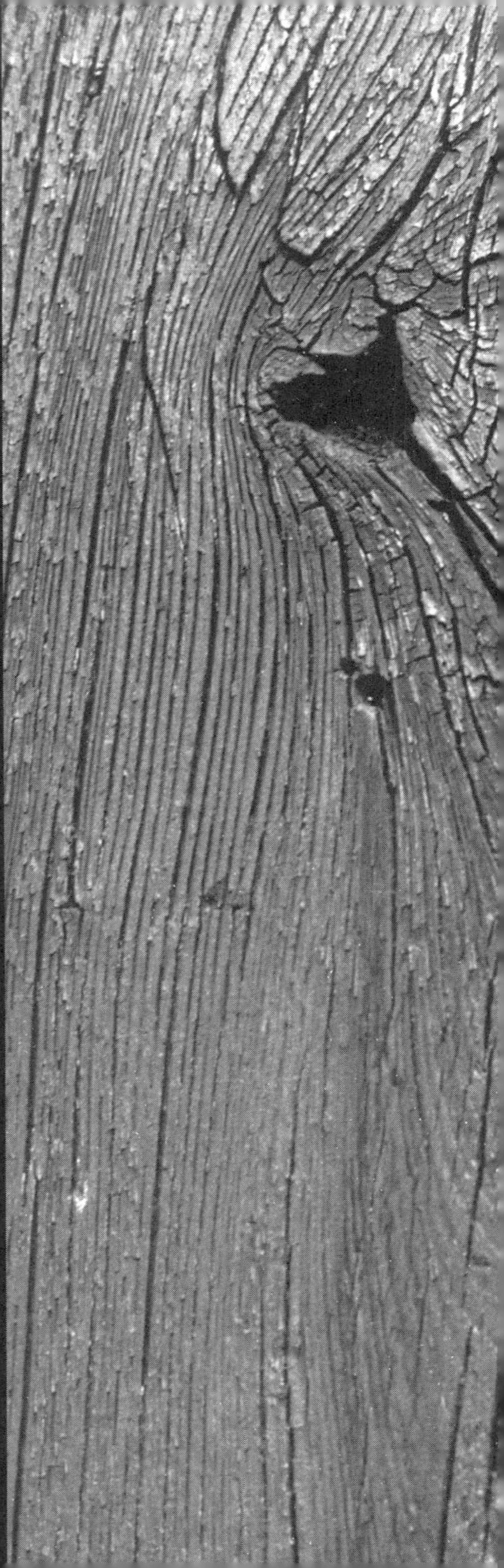

ナショナルとインターナショナル

鶴見　普遍性と個別性の問題ね。上田先生は文化の違うアメリカで勉強していらした。アメリカの教授たちが書いた本を読んで、それで勉強をおはじめになって、アメリカへいらっしゃって、実際に臨床もしていらっしゃった。それで日本に帰ったら、患者の文化が違う、それによってリハビリテーションのやり方も違うということに気がつかれて、この内発的なリハビリテーション理論をおつくりになったんですね。そうすると、日本人にそれを適用すれば、この方が効果があるということになるんですけれども、それだけじゃないんだということを先生はおっしゃっていますね。つまりアメリカで習ったやり方だけでやるよりも、日本に帰ってきて、それを日本に適合するような形のリハビリテーションにすると。向こう側に貢献する。つまり普遍性がもう少し広くなるということですね。そこのところはとても面白いと思うんです。

先生が説明していらっしゃるのは、日本人には自己主張、自己決定という文化が非常に希薄である。アメリカでは自己決定、選択という、患者が自分で選ぶということは当たり前のことだと子供の時からしつけられている。だからそれを強調することは全然必要がないと思われている。ところが日本ではそこからはじめなくてはならないということで、目標指向という新しい理論というか、プログラムを打ち立てられた。そこをもう少しくわしくうかがいたいです。

上田　アメリカで勉強してきまして、日本に帰ってきた時に、アメリカと日本はあらゆる点で表面的にはよく似ている。表面的な文明の表面的な形は、日本がアメリカのまねをしてきたから似ているけれども、文化の本当に奥深いレベルではものすごく違うということを体験を通じて非常に感じていましたので、同じものはつくれないと思いました。違ったものをつくらなくてはいけないということは、最初から感じていたんです。その後の二、三十年のあいだに、どこの違いをどういうふうにやっていけばいいのかということが、だんだんにわかってきた。はじめから方向が見えていたのではないんです。

一番最初にわかったのは、この『科学としてのリハビリテーション医学』にも書いてますけれど、やはり建物の構造が違い、生活様式が違う。畳の上の生活というのは、いまよりも当時はもっと普遍的でした。いまはだんだん洋式の生活に、住宅そのものが変わってきつつありますけれども。

そこで進行性筋ジストロフィー◆という、筋肉の病気の子供たちが歩けなくなった後にど

◆進行性筋ジストロフィー　遺伝性の筋疾患で、進行性の筋力低下と筋組織の変性を主徴とする疾患の総称。遺伝形式、筋力低下の初発部位、分布様式、進行速度などに基づいて分類される。デュシェンヌ型筋ジストロフィー、顔面肩甲上腕型、肢帯型など。

ういうふうに移動をしようとするか。アメリカだったらすぐ車椅子なんだけれども、日本だったら畳の上を這って歩いたり、お尻をずって動いたりということが非常に効果的であると。たとえばトイレだと、車椅子からトイレに乗り移るというのはなかなかむずかしいことで、とくに子供が車椅子から便器に乗り移るというのは、便器の高さと車椅子の高さが違っていたりして、かなりむずかしいことです。ところが日本の子供にとっては、畳の上を這っていって、廊下も這って横切って、和式のトイレに入って、そのまましゃがんで用をたすというのは、ごく当たり前のことで、非常に楽なことなんです。当時も障害者にとっては日本の家屋というのは不便だといわれていた。それはそうです。畳から立ち上がらなくてはいけないということだけ一つをとってみても、椅子から立ち上がるのに比べたらむずかしい。

そういうマイナス面ばっかり言われていたけれど、じつはある一つの病気にとっては、かえってプラスになる面もあるんだということにも気がついた。そこで移動方式の違いをちゃんと分類して、法則を見つけて、それによって、リハビリテーションをやりながらだけれども、その病気がどういうふうにして進行していくかわかるという、自然史（natural history）的な研究もやって、そこから、それに対してどの時点にどういう手を打てば、歩く期間をどうやって延ばすことができるかとか、そういう実際のプログラムに結びつけていったんです。それはアメリカでは全然必要がない、生活様式が違うから全然必要がないことです。

それでそういう研究をいろいろやっていって、ごく最近になってから、あるいはこの本(『科学としてのリハビリテーション医学』)を書いてる途中でといってもいいかもしれない。もしかしたら、これはアメリカなりほかの国で発展したリハビリテーションの理論を日本に合うように修正(modify)したというだけではなくて、それを通してユニークな貢献を、世界人類のものとしてのリハビリテーション医学という学問にしたことになるのではないかと考えつきました。ナショナルなものをつきつめていくとインターナショナルなものにつながるのではないかということですね。

というのは、たとえば畳の上で生活している国というのは日本だけじゃないんです。畳というか、床に座るという生活形態をもっているのは、隣の韓国もそうです。オンドルの上で座る。中国は全然違う。しかしそこを少し飛び越していくと、アラブ諸国においては、絨毯を敷いて、その上にあぐらをかいて座って、お客をもてなすとか、みんなで食事をするというのは、ごく普通の生活である。そうすると世界を分けてみると、ベッドはアメリカ、ヨーロッパと中国です。それ以外のかなり多くのところが日本みたいな、畳ではないけれども、床に座るという生活をしている。そういうところには、さっきいった、筋ジストロフィーという病気に限りますけれども、そういう病気をみる評価のスケールとしては、アメリカでつくられたものよりも日本でつくられたものの方が役に立つだろうと。これはきわめて具体的な知識の面です。

そういうことはいくつかほかにもあります。たとえば、これは私がやったことではないけれども、日本の義足◆です。正座ができる義足というのは、日本人は必死になって研究してきたことです。だって日本で、どういう時に正座が必要だと思いますか。

鶴見　法事とか……。

上田　そう、そのとおり。本当にそのとおりなんです。ふつうの生活は、たとえ畳であっても椅子とテーブルの生活にしてしまえば、なんでもない。というより、極端なことをいえば、日本の家は幸いなことに狭いものですから、片足が膝から上のところで切断されている方は、家に帰ったら、靴を脱ぐのと同じように義足を脱いでしまうんです。で、廊下の両側の壁に手をつきながらピョンピョン片足で動いちゃう。軽くて、その方が身軽なんです。問題は外に出る時です。外に出る時は、勤めやなんかに行くんだったら、椅子

◆義足　下肢の切断肢に装着する義肢。

とテーブルの生活ですから、義足で全然問題ない。
ところが社会生活の一番大事な法事は、お寺に行って、お経をあげてもらうときに、みんなといっしょに座ってなくてはいけない。片足は座っているけれど、片足は投げ出しているというのは、とてもみっともない。失礼なことにあたるから、行かなくなってしまう。法事に行けないということは、社会的な非常なハンディキャップです。そうすると疎遠になっていく。親戚づきあいの悪いやつだということになってしまう。そのほかにもいろいろあるんです。日本料理店に行って、つきあいで食事をするときに足を投げ出していたら、これは恰好悪い。そういう人は義足をひそかに脱いでしまって、それで座ったふりをするとか、そういうことをいろいろ工夫する。したがって、正座ができる義足というのをいろいろ工夫して、けっこう日本のメーカーが作っているんです。正座とはいっても、割座みたいな座り方ですけれどもね。

鶴見　ええ、横座り。

上田　それぐらいは義足でもできる。横座りぐらいは許してもらえる、足を投げ出しているよりはよい。そうすると、それがなんとアラブ諸国ですごく人気があって、売れたんです。日本から輸出した。そういうことがあるんです。ですからいろんな技術の面で、床に座るというところは、欧米から見れば日本だけが特殊と思えるけれども、世界全体で見たらそういう風俗習慣をもっているところはかなりあって、そういうところに適したリハビリテーションのやり方というものがありうるということです。

義足以外にも似たような話があります。日本ではトイレは大分洋式が普及したけれどまだ和式の家もありますね。そうすると古いリハビリテーションでは、しゃがむのは無理だから自宅を改造して洋式のトイレにしなさいということになります。そうすると私たちの患者さんで実際の例だけれども、なかなか活発な方で外国旅行などもなさる。ホテルのトイレは洋式だから問題ない。ところがそのくせ同じ区内にあり、タクシーならすぐに行ける友だちの家には行きたくても行けないというのです。それはそのお宅のトイレは和式なので使えない。万一行きたくなったらどうしようとこわくて行けないというのです。それで大川先生の目標指向的リハビリテーション・プログラムでは「どこに行ってもトイレに困らない」という目標をたてて、社会生活（参加）の拡大のために、和式トイレでしゃがんで用をたすという訓練をちゃんとやって、こういう方の問題を解決してさしあげているのです。

私は昔ビルマに行ったことがありますが、イギリスの植民地だったビルマの大学の立派な建物でもトイレは日本と似たしゃがみ式でした。ですからリハビリテーションの中に「しゃがみ」の訓練を入れる必要があるという国は世界にまだかなりあるのではないかと思います。

目標とは本来どうあるべきか

上田　もう一つは、さきほど例にあげていただいたことで、もっと根本的なことにだんだん気がついてきた。それはさきほど言われた言葉を、細かいところをこだわって訂正しますと、要するに新しいリハビリテーションというものをつくろうとして目標指向的リハビリテーションをやってきたのではなくて、目の前にいる患者さんがいちばん幸せになるためにはどういうやり方がいいのか。で、どういうやり方はいけないのかということを考えて、だんだんいろいろトライしていくなかに、いわゆる目標指向的アプローチというものがつくられてきたのです。実は目標指向的という言葉には、こういう経過があるんです。

目標というのは、リハビリテーションではアメリカでも日本のどこでもいうことです。この人の目標は何かということは、一応どこでも会議で決めるんです。けれどもその目標というのが、じつは決めても決めなくても同じ。たんなる形骸化されている一つのスローガンにしかすぎない場合が非常に多い。

もう一つは、鶴見さんがもっとも批判される、非常に低いレベルに決めつけてしまって、それに合わせてリハビリテーションをやるから、あなたはできないと。何か月たっても、ほらできなかったでしょうということで、自己実現予言的な低い目標であることが多い。

それからもう一つは、障害の構造のうち、客観的な障害には三つのレベルがあって、その三つのレベルそれぞれに目標があると。きちんと目標を設定するという考え方が必要だということがだんだんはっきりしてきたのですが、そういう考え方はなくて、どこかそのうちの一つだけ、ＡＤＬ自立とか、家庭復帰とか、麻痺の回復とか、そんなところにとどまっているんです。

そういう目標は一応立てて、その目標をめざしてやるんだ。だからゴール・オリエンテッドといっても、自分たちはそんなことは昔からやっているというふうに、みんな思っているくせに、それは本当のゴールではないと私たちはいいたいのです。「目標指向的」というのは、じつはいままでみんな目標ということをいいかげんにあつかってきた、本当の目標指向的というのはこういうものだという意味をこめた言葉なんです。

本来の目標というのはどうあるべきかということを、いろいろと試行錯誤的にやってきたなかで、そこにいちばんの、こういう形だという形を作ってくれたのは、大川先生の臨床の実際の仕事が一番大きかった。それを整理して、これこそ私が昔から求めてきていた目標というものの本当の姿だと考えた。それに照らしてみると、いままでの段階論とか同時並行的というのは、こんなにもまちがっているということになる。それを障害の構造に照らして分析すると、こういう理論的まちがいに立っているということが、だんだんはっきりしてきた。実践がまず先にあって、こういう実践が非常に有効だと。それはどういう実践であるか、ということを分析していくと、それはこういうアプローチに立っているん

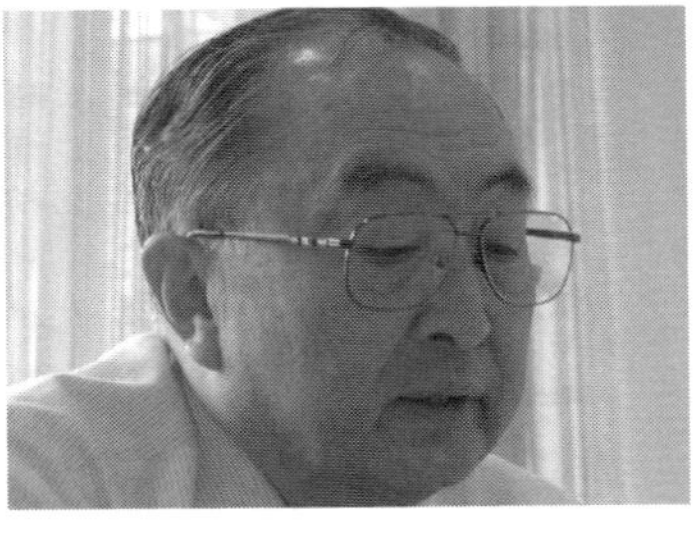

だと。それこそ本当のあるべきリハビリテーションである。これまで目標ということを漠然と掲げて、目標だ目標だといってきたくせに、みんなちっとも中身を入れようとしなかった。それにやっと中身を入れることができた、と思えました。

そういうなかでわかってきたことは、その目標指向的アプローチのなかには豊富な内容がいろいろあって、その一つとして、自己決定権を尊重するためには自己決定能力を高めなければいけない。自己決定能力を高めないで自己決定権を尊重するといっても、それは空語に終わると。自己決定能力というのは、日本人の場合には、こちらが意識的にそれを高めるように働きかけなければ、もともと備わっているものではない、鶴見さんみたいな特別な人を除けば。だからそういうものを入れなければいけないというところに、ようやく到達してきたんです。

そこでふり返って考えてみると、欧米の人たちは、自分たちには自立心というものが本来そなわっているために、無意識のうちに実行しているものだから、意識的に専門家がクライアントの自立性までも高めなければいけないということは、考えないですみます。

だけど欧米においてすら、生まれてはじめて障害という状況に置かれた場合に、すぐにその状況についての万全の知識をもって、万全な自己決定権を発揮するだけの能力がすぐにそなわるものではないから、もっと意識的に、早くそういう能力をつけるというアプローチをとることが、欧米においても必要です。しかしそういうことは、欧米ではいままであまり言われていません。自分たちは、道半ばまではある程度、放っておいても行っているために、安心してそれに気がつかないのでしょう。日本ではそういうことが遅れていた。私たちはそういう遅れているところでやってきたからこそ、その重要さが見えてきた。こういうものを理論化して世界に知らせていけば、必ず欧米諸国に対してもプラスになるでしょう。ましてもっと、日本よりも自己決定能力や自己決定権の意識が弱い国だってほかにあるかもしれない。そういう途上国に対しては、もちろんはっきりと役に立つだろうということです。

協業と日本のタテ割社会

上田　時間がないからさらに言いますと、もう一つ似たようなことで、これは役に立つのかなと思ってきたことは、協業◆ということです、協力、チームワークということです。チームワークということもリハビリテーションではじめから強調されていたことです。それはふつうの医療と違って、関わる職種の数がものすごく多いですから、チームワーク

◆**協業**　専門職のチームワークの形態の一つ。チーム全体としての目標、治療方針を決定し、その上で各職種の専門性を最大限に生かし、最大の効果が上がるようチームメンバーの間で役割分担していく患者本位のチームワーク。分立的分業としてのチームワークとは根本的に異なる。

でなければうまくいかないということは当たり前です。だからリハビリテーションはチームワークだということは、戦後すぐから言われてきていました。けれども現実に、どこの国でも本当に理想的にうまくいっているのではない。各職種には自分のなわばりをつくりたい、権限争い、権力争いということは必ず起こります。患者さんの利益を第一に考えるべきなのに、じつは自分たちの職種の利益の方を上に置いてしまって、しかもほかの職種よりも権限を強くしようとするような権力争いというのは、やっぱり起こります。それが日本では欧米よりもっと著しい。

それはやはり日本の社会の中に根があって、欧米は基本的にヨコ社会なのに、日本はタテ社会であるということと非常に関係が深いと思います。日本は官庁もタテ割り行政だと言われているのと同じように、社会全体がやはり上下関係ということが強くて、自分たちの仲間のヨコの関係というのは非常に弱い。ヨコの関係というのは、ただ飲んで、ややあと仲良くするということだけで、仕事の上で違いをはっきりさせながら、同時にいうべき批判はちゃんとお互いにしながら、しかし協力してやるという、そういうことは非常に遅れてます。それこそ軍隊式ですね。

日本人は必要以上に自分の所属するグループにアイデンティファイしてしまって、自分を殺して、そのグループの発展のためにがんばりますと、忘年会なんかやると、みんなそういうことを言います。決意表明みたいなものです。それでいながら、そのためにはヨコの協業が大事だということなのに、そうではない。みんな同じやり方でやるのがその共同体のためになることだと。多様性をもとにして、自己を主張しつつ協力するということが、すごく下手です。

しかし患者さんをめぐるチームワークというのは、それではだめで、やはりそれぞれ全部違う持味を発揮しなければいけない。理学療法士と作業療法士は得意なことが違います。だけどそれは協力してやらなければいけない。それはナースとのあいだでも同じだし、医師とのあいだも同じです。それが下手です。だからこそ分業◆ではなく協業ということをいって、意識的につくっていかなくてはいけない。それは欧米でも同じなんだけれども、欧米ではもともとがヨコ社会で、相互の平等な立場での協力ということが日本よりはよく行われているものですから、逆に意識的にそれに取り組まなくてはいけないというところまでつきつめて考えなくてすんでしまう。

ですから、そういう点でも日本という遅れた国が、遅れたものがトップになるという、そういうことがあるんじゃないか。いま本当にそういうことを考えはじめたばかりで、そ

◆**分業**　能率化、専門化のために仕事を分割すること。リハビリテーションチームでは、専門職間の孤立傾向があり、互いに関係の薄い分立的分業に陥る危険性があるので注意が必要であり、有機的な協業を目指すべきである。

れをするためには、そういう論文を書いたり、本を書いたり、英語で書いたりして、もっと世界に普及しなくてはいけない。日本だけで言っていてもしょうがないことです。そういう普遍的なものを個別的に自分の国に適用して、それを本当に真価を発揮するように努力してくると、個別のところを突き抜けて、普遍性をより豊かにするようなこともありうるのではないかということです。

ただ、いまのところ、まだそうじゃないかということにやっと気がついただけであって、それを本当に世界に自信をもって広げていくための行動は、まだこれからのことです。ですからさきほど、鶴見さんの内発的発展論はまだ総論で各論が足りないと言っているけれど、私もそういうことにやっと気がついたばかりで、本に書いたというだけにとどまっているんです。長くなりましたが、これがお答えです。

普遍性を高めるための個別性、多様性

鶴見　それはとても面白いことだと思います。いま普遍性といっていることは、一体どの程度の範囲の普遍性かという問題で、この普遍性の範囲を広げていかなくてはならないわね。広げることによって、より高次の普遍性になるの。だからといって、個別性を忘

れてはいけないから、多様性という形でいま言われているものを一つの土俵の上に乗せれば、それだけその土俵は広くなる。そういうことなんですね。それは内発的発展論と同じことなんです。だから事例研究をもっとより多くの地域に広げることによって、その内発的発展の普遍性を高めていく。

上田　そのとおりだと思いますね。柳田國男◆と南方熊楠の比較をなさって、南方熊楠の場合は普遍性と日本の個別性というものを激しく格闘させて、そしてそれを全部ふくんだ新しい普遍性をめざしたと言われた。そのとおりだと思うんです。やはりできあがった普遍性というのではなくて、これまでの先進国で普遍的なモデルであるかのように思われていたものが、それはそういう限界をもったモデルだからほかの国には適用できない。ほかの国に適用する場合に、こういう適用の仕方があるというものは、普遍性を豊かにしますね。それで日本と条件が共通している国には、日本で発展したものの方がずっと参考になるということがあって、普遍性自体も本当の普遍的なものになっていくんです。一様な普遍性ではなくて、多様性を包みこんだ普遍性。

さらにいえば、私は内発的発展論というのは、もう社会発展の基本論だと思うんです。欧米の社会発展、いまはそれが日本の……。

◆柳田國男（やなぎた・くにお）一八七五～一九六二年。日本の民俗学の創始者。農商務省、朝日新聞社論説委員を経て、民俗学の研究に打ち込む。各地のありふれた農民（常民）の生活に着目し、常民の生活の歴史を明らかにしようとした。『定本柳田國男集』。

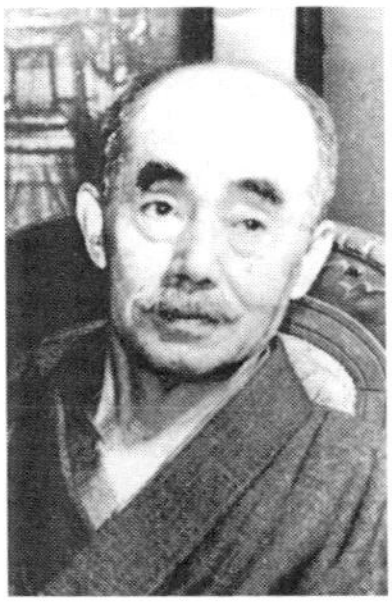

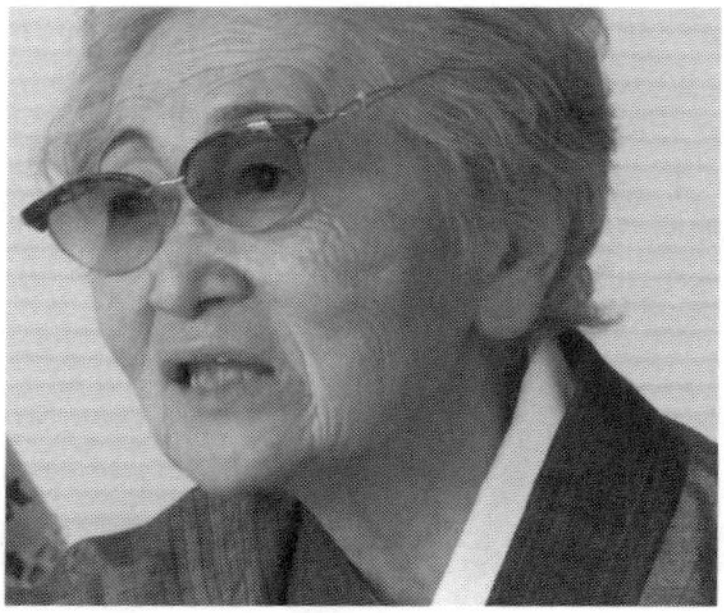

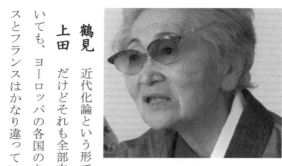

鶴見　近代化論という形で呼ばれている。

上田　だけどそれも全部内発的発展だったんです、欧米においても。ヨーロッパにおいても、ヨーロッパの各国のあいだで、少しずつニュアンスが違っていて、とくにイギリスとフランスはかなり違っていた、フランスとドイツも違っていた。しかしお互いに影響しあいながら、一応ヨーロッパ的な大きな特徴をもったものをつくって、それがアメリカに広がって、だから普遍的だと思っていたけれども、それは彼らなりの内発的発展の結果なんですね。ですから私は、内発的発展論といっているけれども、それは発展の一般理論だと思うんです。

鶴見　私もそう思うの。だけどそうなってないということなの。

上田　だからイギリスの内発的発展を研究し、フランスの内発的発展を研究するということは、インドネシアの内発的発展を研究するということと同格だと思うんです。

鶴見　アメリカの内発的発展も。そしてその共通性をもう一つ、高次の普遍化をやらなくてはいけない。

上田　時間がないから結論をいいますと、要するに鶴見さんの内発的発展論というものが、本当に内容豊富に発展して、具体的な事例によって裏づけられて、多くの人がそれを認めていけば、これは発展論になります。だって内発が当たり前なんだもの。

鶴見　そうなの。当たり前のことをいってるのよ。

上田　内発が当たり前で、それで外部の影響はまた自主的に受けとるという……。

鶴見　それをこちらがこなして、自分のものにして、自分のものとそれこそ格闘しあいながら新しいものをつくっていけばいいの。

上田　それが発展の基本原理なんだから、「内発的」が取れることが理想なんです。取っても大丈夫になることが理想なんです。それと同じように、私のリハビリテーション論が「目標指向的」ということを言わなくても、リハビリテーションといえばこういうふうにやるものだというふうになるのが理想なんです。

鶴見　まったくそうですよ。それはいい結論です。そこまで達するための事例研究、症例研究、それを豊かにすることが大事なの。

上田　そういうことです。やっと両方とも出発点に立ったということですね。

鶴見　確かにいい結論です（笑）。だからこれからまだ生きて、できるだけのことをしなければならないという結論ですね。先生、本当にありがとうございました。

上田　どうもこちらこそ、とても楽しく話ができました。

鶴見　ありがとうございました。もうしっかり批判もしていただきまして、ありがとうございました（笑）。

上田　批判しないと面白くないですからね。

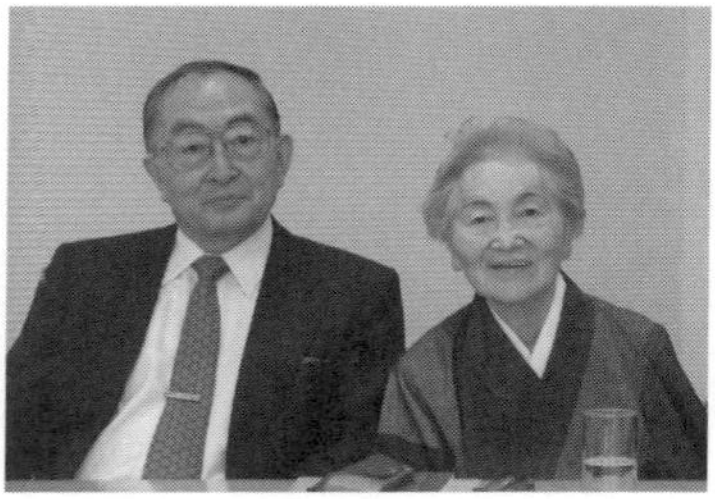

あとがき

この「あとがき」は、上田先生への書簡の形をとりたい。というのは、対談は二〇〇一年十月六日から七日にわたって行われた。すでに一年八ヶ月たっている。その間に、わたしの心身にはいろいろなことが起こった。その経過と近況を上田先生にご報告して、古いリハビリテーション（基底還元論的）と、先生の提唱され実践しておられる新しいリハビリテーション（目標指向的）との結果における違いを患者の立場から考えて、先生のご意見をうかがいたいからだ。

上田敏先生

対談のテープ起こしの原稿に、丁寧に加筆して下さって、ありがとうございました。おかげさまで古いリハビリテーション（基底還元論）と、目標指向的リハビリテーションの理論と実践の相異が非常にはっきりわかりました。

また、「内発的発展論」の不備な点について鋭くついて下さって、建設的な批判をして下さったことを深く感謝いたします。先生のご提案の通りの仕事は、残された時間でとてもなしとげることはできませんが、すくなくとも、その道を生命ある限り辿ってゆきたいと思います。

わたくしは、二〇〇二年五月十二日に、午前中、いつものように、ゆるやかな坂の登りをふくめて、三百メートル近くをウォーカーケインをついて、監視つきで、気分よく歩きました。そして、昼食のとき、いつものように、椅子に移動しようとして、車椅子から、テーブルに手をついて、立ち上がったとたんに、転倒いたしました。注意力の空白があったように思います。二、三日後に、近くの病院にいって、レントゲン検査をいたしましたら、左大腿骨にひびが入っているので、安静にしていたら、このままつくかもしれない、といわれて、二ヶ月間、自室で安静にしておりましたが、骨がずれてきたということで、入院して、七月十日に手術をいたしました。その時は比較的順調に回復して、二週間ほどで退院して、自室に帰りましたが、その直後に脱臼いたしました。すぐ再入院して、回復後直接自室に戻らず、わたくしの住んでおります施設の診療所の病棟で二週間、仕事をせず静養なさいと手術をして下さった整形外科の先生にいわれました。今度は大事をとって、一ヶ月ほど病棟で、ゆっくり静養して自室に帰りました。

麻痺していた左足は、手術後しびれと痛みが強くなり、現在は、一週間に一回理学療法士の先生に身体を支えていただいて、リハビリテーション室内を歩く程度で、身体機能は低下し、体力も落ちました。

ところが、不思議なことに、これと逆比例して、指向する目標は高くなりました。上田先生が、大川弥生先生とともに設定して下さった目標の一つは、きものを着て、英語で講演することでございました。そして、先生は二〇〇二年十月に、大阪で開かれました、「アジア太平洋障害者の十年」最終年記念大阪フォーラムの初日の基調講演者の一人として、わたくしをご推挽下さっておりました。ところがわたくしはとてもそれだけのことをする自信をなくして、お断り申し上げて、先生に大変なご迷惑をおかけしたことを深くお詫び申し上げます。わたくしとしても折角の機会をのがして大変残念でございました。

もっと小規模ではございますが、英語の講演は、一九九九年六月十九日、京都文教大学人間学研究所主催、同研究所所長（当時）のベフ・ハルミ教授司会の「創造性の諸形態」(Forms of Creativity) シンポジウムで「日本の民俗学者――南方熊楠・柳田國男・折口信夫——の創造性の比較」(“Comparative Forms of Creativity among Japanese Folklorists —And What I Learned from them”)という題で、英語の報告を行いましたので、一応この目標をささやかながら達成することができました。

わたくし自身の最初に設定いたしました、わたくしにとって最も大切な目標は、著作集『鶴見和子曼荼羅』(全九巻、藤原書店)の刊行でございました。これは藤原書店社長藤原良雄氏と、能澤壽彦氏、同書店の編集部の刈屋琢氏のご尽力によって、一九九九年一月に、完結いたしました。こうして、最初の目標は達成することができました。その後の目標は『鶴見和子・対話まんだら』(全十巻、藤原書店)の刊行と『自伝』の刊行でございますが、これは二〇〇二年四月からはじまり、現在進行中でございます。

大腿骨骨折後は、身体機能はいちじるしく低下いたしましたが、仕事への意欲はかえって強くなりました。

以前は、最後の歌集『山姥』を、遺稿として、わたくしが死んでから編集・出版していただきたいと、藤原社長にお願いしておりました。ところが現在では、歌の配置と章の題名と詞書《ことばがき》をすべて自分でやっておきたいと思うようになりました。

もし基底還元論的リハビリテーションだけを受けていたら、こういうことは起こりえなかったと思います。身体機能が低下すれば、何もする気が起こらなくなったことと思います。目標指向的リハビリテーションのすぐれたところは、一つの山に登ることを目ざして、その山に登れば、次々に、より高い山を目指して進むという強い動機づけを、患者に与えることではないでしょうか。

骨折以前は、しめきりのある仕事はすべておことわりしておりましたが、現在は、わたくしのテーマと折りあえば、しめきりがある仕事も積極的にひきうけて、いいたいことをなるべくいい尽くし、生命力を燃えつくして死にたいという気持が強くなっております。仕事に集中していれば、痛みを忘れることができるという利点があるからかもしれません。死期が近いという感じのためかもしれません。要因は複数だとは思いますが、最も強い原動力は、上田先生の目標指向的リハビリテーションの影響だと考えます。

ここの施設の診療所所長の久保博嗣先生（内科）に、「わたくしは体力以上の仕事を毎日しておりますが、これでよろしいでしょうか」とうかがいましたら、「それが一番いい生き方です」と元気づけて下さいますので、これもありがたいことと感謝しております。

目標は、日々稽古をつづけていれば、常に内発的に発展するものではないでしょうか。それが基底還元論との対照的なちがいではないでしょうか。先生のご意見をうかがいたいと存じます。

この対談のテープ起こしの整理と、註をつけて下さいました山﨑優子さんに感謝をささげます。

『対話まんだら』も、この書をもって、五巻（多田富雄さんとの往復書簡『邂逅』をふくめて）が刊行され、四巻が収録ずみとなりました。対談時にはいつも参加して適切なコメントをして対談の進行をたすけて下さり、多田富雄さんとの往復書簡の場合はわたしが手書きの原稿を作り、それをワープロで打ち直したものと、わたしが原稿を朗読して藤原さんが録音テープにとって下さったものとを多田さんにとどけて下さるというまことに手のかかる仕事をひきうけて下さった藤原良雄さんに深く感謝いたします。

二〇〇三年六月十日

鶴見和子

〈対談を終えて〉

鶴見和子さんへのお答え

鶴見さん

「あとがき」での私へのお手紙をありがとうございました。この対談でお目にかかってから、あっという間に一年半以上がたち、色々なことが起こりました。特に骨折のため昨年(二〇〇二年)十月の「アジア太平洋障害者の十年」最終年記念大阪フォーラムでの基調講演がお願いできなくなったことは大変残念でした。

ぜひお見舞いしなければと思いつつ、またこのフォーラム前後の仕事で大阪には何度も行っていながら、いつも時間がなく、お見舞いできなくて心苦しく思っておりました。

重ね重ねの打撃にきっと落ち込んでおられるのではないか、慰めたり励ましたりしなければと思っていたのですが、お手紙を拝見すると、何と前にもまして意気軒昂。驚きかつ喜び、鶴見さんの生命力に改めて驚嘆しています。

ご質問をいただきましたが、それにお答えするのは最後にまわして、その前に本書の題名についてちょっと読者の皆さんにご説明をさせてください。

読者のみなさん

本書には「患者学のすすめ」とあえて題をつけました。

その趣旨は第3場の冒頭でお話ししました。この場には同じ題がついていますが、この場だけが患者学を論じているわけではありません。実はこの本全体があるべき医療とあるべき患者像についての本なのです。

以前からうすうす感じてはいましたが、今回お話しすればお話しするほど鶴見さんの「内発的発展論」と私たちの「目標指向的リハビリテーション」とが実によく相呼応していることが分ってきました。ですから、鶴見さんやその愛読者の方々からみればこの本は「内発的発展論をリハビリテーションが支持している本」、私たちの仲間や支持者（幸いなことにそれも決して少なくありません）からみれば「目標指向的リハビリテーションを社会学が支持してくださっている本」ということになるでしょう。

そうして、これまではそのどちらともあまり縁のなかった読者の方にとっては、国や地域の自主性をふまえつつ、自分の自主性を自覚あるいは再確認し、医療への主体的な対し方の基本態度を学んでいただく本ということになると思います。より大きくいえば「生き方を学ぶ」と言っても言いすぎではないかもしれません。大学者・歌人にして同時に病気と障害に負けない生き方の体現者である鶴見さんと、医療提供者のはしくれとしての、特にリハビリテーションという、患者さんに主体的に行動していただかなければ決して成果のあがらない分野での、「いかにして患者さんに自主性を発揮していただくか」という私たちの努力や工夫とが、あい対し、切り結ぶところで何かが生れつつある、いわば新しい思想の誕生の現場に立ち会うスリルを味わっていただけると思います。

「患者学」という新しい言葉のタイトル（二、三同題の本や論文があることは承知していますが、私たちとは切りこみ方が違います）に、更にあえて初版には（新版では変えましたが）「〝内発的〟リハビリテーション」という、これまた新しい表現の副題をつけましたが、それはこのような「出会い」に何とか名前を与えたいという願いからです。この場合の「リハビリテーション」とは機能回復訓練でないのはもちろん、病気や障害のある方の生活・人生の立ち直りを助けるという意味だけでさえなく、この語の本来の意味である「権利・資格・名誉の回復」（復権）ということを、個々の人間を超えて国や地域にまで適用した「復興・再開発」という、もっとも広い意味でもあると理解して下さい。そうすれば内発的発展論と目標指向的リハビリテーションの両方がこの「内発的リハビリテーション」で括れることになります。

ここで「**あるべき患者像**」というものをまとめてみましょう。

①**自己決定権とそれにともなう自己責任を自覚。自己決定能力の向上に努力。**

②**自分の「生命」面**（身体面）**については素人でも、自分の「生活」と「人生」については自分が一番よく知っているという事実と責任を自覚し、医療がそれらにかかわる場面**（どんな医療でもそれらに深いかかわりを持つのです）**では自信をもってそれを主張する。あなたが主張しないでも誰かが**（医師、看護師、理学療法士、作業療法士などが）**そこまで考えてくれるという「幻想」をもたない。**（もちろん私たちはそこまで考えられる医療従事者を増やそうと努力していますが、それも患者さんが能動性を発揮してくれなければ力になれません。）

③**上手に質問し主張する。**（たとえばアメリカの患者さんは、医師の感情を傷つけないように配慮しながら、突っ込んだ質問をしたり、自己主張をしたりすることがとても上手です。日本の患者さんも、こういうことにもっと慣れると、もっとうまくいくでしょう。）

④**喜びをうまく表現する。**（結局医療関係者は患者さんに喜んでもらえるのが一番うれしいのです。）**同時に怒りや不満もうまく表現する。こうして医療者の認識に働きかけ変えていく。**

⑤**どうしてもダメな医療者は変える。**

以上要するに「医療は患者が主体。医療者は支援者。ということはもはや『おまかせ医療』はありえず、医療の目標に関しての患者と医療者との共同決定、共同実現、つまり共同の責任を担う覚悟が必要。その基礎は自己決定権の自覚と自己決定能力の向上」ということです。身体機能や病気そのものについての深い知識をもつことは必ずしも必要ではなく、大事なのは、自分の生活・人生への病気の影響についてはあなた自身に責任があるのだと自覚し、質問や主張をし、自己決定権を発揮していくことです。このような立場からみれば、たぐいまれな「自立心の強い、理想の患者」である鶴見さんを、こういう思想にたった「目標指向的リハビリテーション」が援助した経過とそれを支える両者の思想とはきっと大きなお役にたつのではないかと思います。

この本の結論は対談の最後にあるように、私たちの二つの説から「内発的」「目標指向的」などの形容詞がとれるのが理想だということです。私たちは何も新しいことを言っているのではなくて、本来当然そうあるべきことを言っているだけなので、単に「社会発展論」とか「リハビリテーション」といえば十分なはずだからです。もちろん本当にそうなるには何十年かが必要なのでしょうが。

さて鶴見さん

前置きが長くなりましたがいよいよご質問にお答えしましょう。

ご質問は「目標指向的リハビリテーションのすぐれたところは、一つの山に登ることを目ざして、その山に登れば、次々に、より高い山を目指して進むという強い動機づけを、患者に与えることではないか……目標は、日々稽古をつづけていれば、常に内発的に発展するものではないか……それが基底還元論との対照的なちがいではないでしょうか」ということでした。

私のお答はほとんど「すばらしい!」の一語に尽きます。私たちが目指してきたものを私たちが気が付いていた以上に実現してくださったことに対してです。私たちが患者さんにもっていただきたい、もてるように援助したいと思っている自立性・積極性の課題を何倍にも超過遂行してくださったことに対してといってもいいでしょう。「目標指向的リハビリテーション」がお役にたったことはあるのでしょうが、その長期効果が予想以上に大きいことを実証し、その可能性の極限を見せてくださったのは、鶴見さんという、たぐいまれな「模範的な患者」さんの力です。

おそらく鶴見さんの場合、「回生」という言葉で事態を表現したのは今回が初めてだったとしても、これまでの人生で小さな回生を何回となく積み重ねてきておられたのではないか、さまざまな山を踏み越えて（目標を立てて達成して）こられたのではないか、それが今回大きく役立ったのではないかと思うのです。言葉をかえれば心理的コーピング・スキルズを発展させる力が強いということでしょう。私たちがお手伝いできたのはスイッチをマイナスからプラスに切りかえることだけだったのかもしれません。

『自伝』にはぜひそのような幾多の小さな「回生」のこと、さまざまな山のことももらさずに書きとめておいてください。それこそ、なるべくしてなった「模範的な患者」の歩んだ道として多くの人のためになるでしょう。

最後に一言。私はこの春、久しぶりに叔父を訪ねました。九六歳で、本を読み、ものを書き、足腰もしゃんとしています（追記、百二歳まで生きた）。また先日秋元波留夫先生（元東大精神科教授）にお会いしました。先生は九七歳でお元気、昨年『実践精神医学講義』という大著（一〇四四ページ）を書かれ、その中には多くの新しい内容が含まれています（追記、百一歳まで生きられた）。このように長寿、それも知的な長寿の方に接するとこちらまで嬉しくなります。鶴見さんも「死ぬ」などと弱気をいわず、百までも生き、さらによい仕事をしてください。

さてお別れの言葉ですが、リハビリテーションでは「お大事に」という言葉は禁句です。大事にしていてはマイナスが増えるばかりだからです。鶴見さんは「体力以上の仕事を毎日している」といわれる。実はそれが体力を作っているのです。その点でも模範的です。

鶴見さん、お元気で。またお会いしましょう。できれば十年後にまた対談をして、鶴見さんのお好きな表現である「ノートを比べ合い」ましょう。

上田　敏

二〇〇三年六月十六日

著者紹介

上田 敏（うえだ・さとし）

1932年、福島県生まれ。リハビリテーション医学専攻。東京大学医学部卒。東京大学医学部教授、帝京大学医学部教授、帝京平成大学教授、日本社会事業大学客員教授を経て、日本福祉大学客員教授。国際リハビリテーション医学会名誉会員。日本障害者リハビリテーション協会顧問。著書に『リハビリテーションを考える』（青木書店）『目でみるリハビリテーション医学』（東京大学出版会）『リハビリテーションの思想』『科学としてのリハビリテーション医学』『リハビリテーションの歩み』（医学書院）『回生を生きる』（鶴見和子・大川弥生と共著、三輪書店）『リハビリテーション医学大辞典』（大川弥生と共編、医歯薬出版）他多数。

鶴見和子（つるみ・かずこ）

1918年、東京生まれ。比較社会学専攻。津田英学塾卒業後、41年ヴァッサー大学哲学修士号取得。ブリティッシュ・コロンビア大学助教授をつとめたのち、66年にプリンストン大学社会学博士号を取得。論文名 Social Change and the Individual: Japan before and after Defeat in World War II (Princeton Univ. Press, 1970)。69年上智大学外国語学部教授、同大学国際関係研究所所員（82～84年同所長）を経て、89年定年退職。上智大学名誉教授。95年に南方熊楠賞受賞。1999年度朝日賞受賞。95年12月24日、自宅にて脳出血に倒れ、左片麻痺となる。2006年7月歿。著書に『コレクション 鶴見和子曼荼羅』（全9巻）『鶴見和子 対話まんだら』、歌集『回生』『花道』『山姥』（以上、藤原書店）他多数。2001年9月、その生涯と思想を再現した初の映像作品『回生――鶴見和子の遺言』を藤原書店から刊行。

患者学《かんじゃがく》のすすめ〈新版〉
――“人間《にんげん》らしく生《い》きる権利《けんり》”を回復《かいふく》する新《あたら》しいリハビリテーション

2016年1月30日　初版第1刷発行©

著　者　上　田　　敏
　　　　鶴　見　和　子
発行者　藤　原　良　雄
発行所　株式会社　藤　原　書　店

〒162-0041　東京都新宿区早稲田鶴巻町523
電　話　03（5272）0301
FAX　03（5272）0450
振　替　00160-4-17013
info@fujiwara-shoten.co.jp

印刷・製本　美研プリンティング

落丁本・乱丁本はお取替えいたします
定価はカバーに表示してあります

Printed in Japan
ISBN978-4-86578-058-1

VI 魂《こころ》の巻——水俣・アニミズム・エコロジー　**解説・中村桂子**

Minamata : An Approach to Animism and Ecology

四六上製　544 頁　**4800 円**（1998 年 2 月刊）◇978-4-89434-094-7

水俣の衝撃が導いたアニミズムの世界観が、地域・種・性・世代を越えた共生の道を開く。最先端科学とアニミズムが手を結ぶ、鶴見思想の核心。

月報　**石牟礼道子　土本典昭　羽田澄子　清成忠男**

VII 華の巻——わが生き相《すがた》　**解説・岡部伊都子**

Autobiographical Sketches

四六上製　528 頁　**6800 円**（1998 年 11 月刊）◇978-4-89434-114-2

きもの、おどり、短歌などの「道楽」が、生の根源で「学問」と結びつき、人生の最終局面で驚くべき開花をみせる。

月報　**西川潤　西山松之助　三輪公忠　高坂制立　林佳恵　C・F・ミュラー**

VIII 歌の巻——「虹」から「回生」へ　**解説・佐佐木幸綱**

Collected Poems

四六上製　408 頁　**4800 円**（1997 年 10 月刊）◇978-4-89434-082-4

脳出血で倒れた夜、歌が迸り出た——自然と人間、死者と生者の境界線上にたち、新たに思想的飛躍を遂げた著者の全てが凝縮された珠玉の短歌集。

月報　**大岡信　谷川健一　永畑道子　上田敏**

IX 環の巻——内発的発展論によるパラダイム転換　**解説・川勝平太**

A Theory of Endogenous Development : Toward a Paradigm Change for the Future

四六上製　592 頁　**6800 円**（1999 年 1 月刊）◇978-4-89434-121-0

学問的到達点「内発的発展論」と、南方熊楠の画期的読解による「南方曼陀羅」論とが遂に結合、「パラダイム転換」を目指す著者の全体像を描く。

〔附〕　年譜　全著作目録　総索引

月報　**朱通華　平松守彦　石黒ひで　川田侃　綿貫礼子　鶴見俊輔**

人間・鶴見和子の魅力に迫る

鶴見和子の世界

R・P・ドーア、石牟礼道子、河合隼雄、中村桂子、鶴見俊輔ほか

学問／道楽の壁を超え、国内はおろか国際的舞台でも出会う人すべてを魅了してきた鶴見和子の魅力とは何か。国内外の著名人六十三人がその謎を描き出す珠玉の鶴見和子論。〈主な執筆者〉**赤坂憲雄、宮田登、川勝平太、堤清二、大岡信、澤地久枝、道浦母都子**ほか。

四六上製函入　三六八頁　**三八〇〇円**（一九九九年一〇月刊）◇978-4-89434-152-4

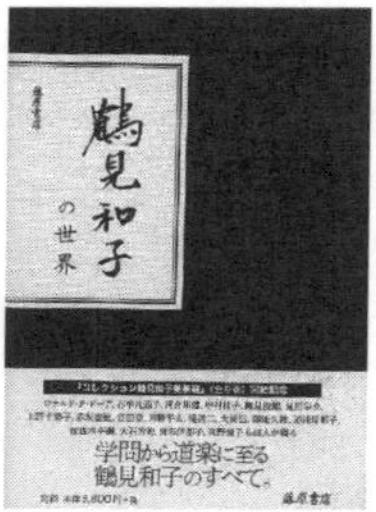

鶴見俊輔による初の姉和子論

鶴見和子を語る

〔長女の社会学〕

鶴見俊輔・金子兜太・佐佐木幸綱　黒田杏子編

社会学者として未来を見据え、"道楽者"としてきものやおどりを楽しみ、"生活者"としてすぐれたもてなしの術を愉しみ……そして斃れてからは「短歌」を支えに新たな地平を歩みえた鶴見和子は、稀有な人生のかたちを自らどのように切り拓いていったのか。

四六上製　二三二頁　**二二〇〇円**（二〇〇八年七月刊）◇978-4-89434-643-7

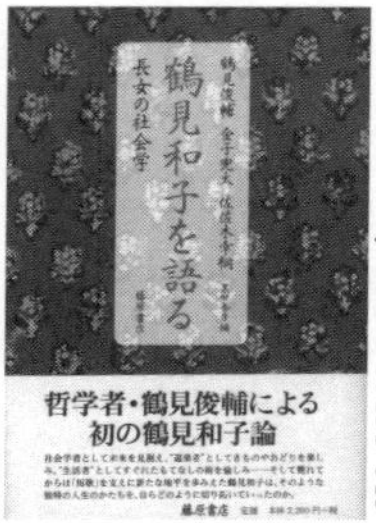